Svatava Bischofová

Podstawowa profilaktyka raka jelita grubego

AF190944

Svatava Bischofová

Podstawowa profilaktyka raka jelita grubego

ScienciaScripts

This book is a translation from the original published under ISBN 978-3-8443-2082-4.

Publisher:
Sciencia Scripts
is a trademark of
Dodo Books Indian Ocean Ltd. and OmniScriptum S.R.L publishing group

120 High Road, East Finchley, London, N2 9ED, United Kingdom
Str. Armeneasca 28/1, office 1, Chisinau MD-2012, Republic of Moldova, Europe
Managing Directors: Ieva Konstantinova, Victoria Ursu
info@omniscriptum.com

Printed at: see last page
ISBN: 978-620-2-94814-2

1 Wprowadzenie

Rak jelita grubego jest jedną z diagnoz nowotworowych, z którymi ostatnio coraz częściej mamy do czynienia. Jedną z głównych przyczyn jest prawdopodobnie fakt, że rak jest drugą najczęstszą przyczyną zgonów po chorobach układu krążenia.

W Republice Czeskiej od 2000 roku funkcjonuje program badań przesiewowych w kierunku raka jelita grubego, mający na celu wczesne wykrycie tej choroby. Niestety, choroba pozostaje bez objawów zbyt długo, a kiedy pacjent przychodzi z problemem, czasami jest już za późno na skuteczną interwencję. Badania przesiewowe są wtórnym działaniem prewencyjnym, które próbuje wykryć chorobę we wczesnym stadium. Zwiększa to szansę na dobre rokowanie i zmniejsza ryzyko przedwczesnej śmierci. Biorąc pod uwagę, że rozwój raka jelita grubego jest zwykle związany z nawykami żywieniowymi i stylem życia w ogóle, pożądane jest skupienie się początkowo na profilaktyce pierwotnej, która dotyczy wpływu na przyczyny rozwoju choroby.

Celem tej pracy jest podsumowanie wyników badań nad rakiem jelita grubego. Główny nacisk kładzie się na elementy prewencji pierwotnej, które dzielą się na ryzyko, ochronę i chemoprevention. Jednym z elementów pracy jest część praktyczna, w której wykorzystuję badanie ankietowe, które odzwierciedla świadomość próby osób zdrowych na ten temat. Pytania dotyczyły ogólnego znaczenia profilaktyki i czynników profilaktyki pierwotnej, a ja zawarłem w nich również pytania dotyczące profilaktyki wtórnej, ponieważ nie można tego pominąć w kontekście ogólnym. Na podstawie badania można było ocenić poziom świadomości ludności, jej postawy i opinie. Na tej podstawie można w razie potrzeby zaproponować odpowiedni program interwencyjny, aby uzupełnić brak informacji i ostatecznie doprowadzić do zwiększenia motywacji osób dotkniętych chorobą do zachowania się w zalecany sposób w celu zapobiegania rakowi jelita grubego, a nie polegania wyłącznie na mniej istotnej profilaktyce wtórnej. To smutne, że niektórzy ludzie nie doceniają roli wczesnego wykrywania - a nie tylko badań przesiewowych w kierunku raka jelita grubego - a następnie otrzymują opiekę medyczną na etapie, na którym nie można im pomóc w pełnym wyzdrowieniu.

Na koniec, we wstępnej części pracy chciałbym powiedzieć, że mam nadzieję, iż wybrany przeze mnie temat pracy będzie miał charakter informacyjny i przyczyni się przynajmniej w niewielkim stopniu do muzealizacji i waloryzacji zachowań jednostki w zakresie prewencji.

2 Epidemiologia raka jelita grubego

2.1 Zachorowalność i śmiertelność na raka jelita grubego w Republice Czeskiej

Rak jelita grubego (Colorectal cancer - CRC) jest jednym z coraz częściej diagnozowanych nowotworów w Republice Czeskiej (CR). W 2006 r. na CRC w Republice Czeskiej przypadało 12,8% wszystkich chorób nowotworowych u mężczyzn i 10% u kobiet (11).

Częstość występowania CRC lub liczba nowo rozpoznanych przypadków w pewnym okresie czasu nadal ma charakter wzrostowy dla obu płci, co widać w Fugue 1.

Każdego roku CR 7900 - 8100 pacjentów jest nowo diagnozowanych z CRC, a ponad połowa z nich umiera na tę chorobę. Średni wiek, w którym rozpoznaje się CRC wynosi od 60 do 75 lat, ale u około jednej czwartej pacjentów nawet wcześniej (11)

Rys. 1 Kwasowość i śmiertelność CRC w CR (69)

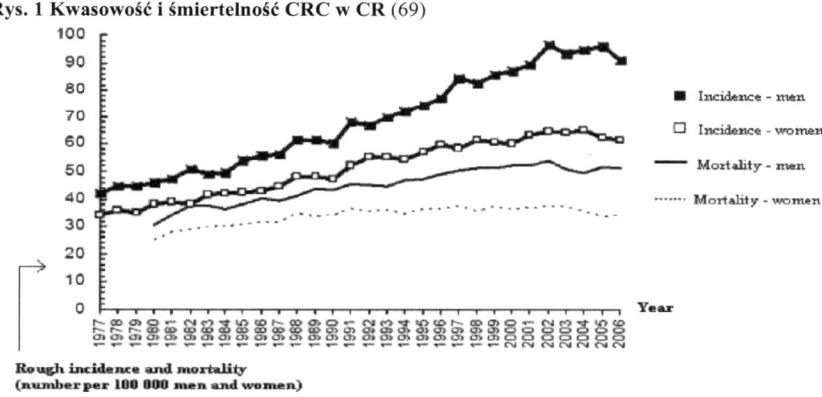

Rough incidence and mortality
(number per 100 000 men and women)

2.2 Zachorowalność na raka jelita grubego na świecie, porównanie z Czechami

CR zajmuje jedną z czołowych pozycji w zakresie występowania CRC w porównaniu z innymi krajami na świecie. Na podstawie dostępnych zasobów na 100 000 mieszkańców w 2002 r., CR zajmuje drugie miejsce po Japonii tylko dla mężczyzn, jak pokazano na rysunku 2, a siódme dla kobiet, jak pokazano na rysunku 3 (15).

Na dole listy znajdują się rozwijające się kraje Afryki i Azji, w których częstość występowania CRC jest znacznie niższa, nawet dziesięciokrotnie wyższa niż w krajach rozwiniętych (13).

Jedną z głównych przyczyn tych różnic jest kwestia nawyków żywieniowych w różnych częściach świata (15, 47).

Różnice w częstości występowania CRC można znaleźć pomiędzy regionami w Republice Czeskiej. W 2007 roku według standardów europejskich zachorowalność na tego guza była najwyższa w regionie pilzneńskim, a najniższa w regionie pardubickim (15, 79).

Rys.2 Porównanie częstości występowania CRC w CR z innymi krajami: Mężczyźni (15)

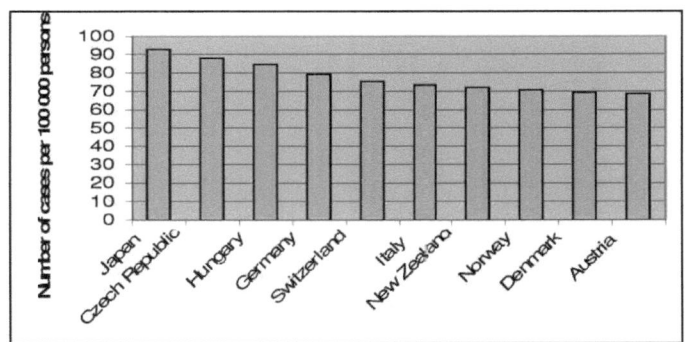

Rys.3 Porównanie częstości występowania CRC w CR z innymi krajami: kobiety (15)

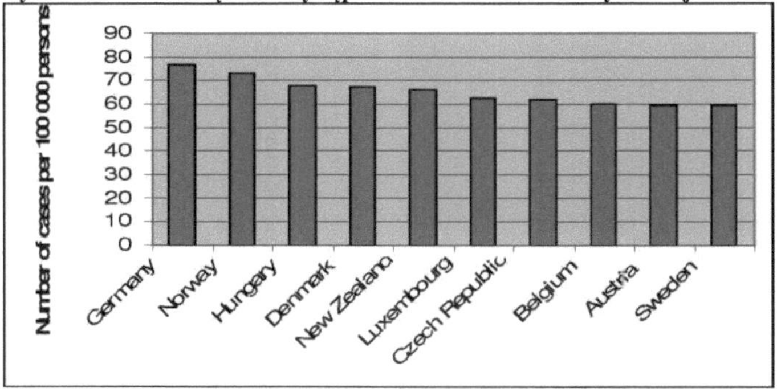

2.3 Częstość występowania raka jelita grubego

Częstość występowania lub liczba osób, które zostały już zdiagnozowane i leczone z powodu CRC, wykazuje taką samą tendencję wzrostową jak częstość występowania (zob. rys. 4). Porównanie lat 1995 i 2006 pokazuje wzrost o 91 %.

Fig.4. Prevalence of CRC in the CR (69)

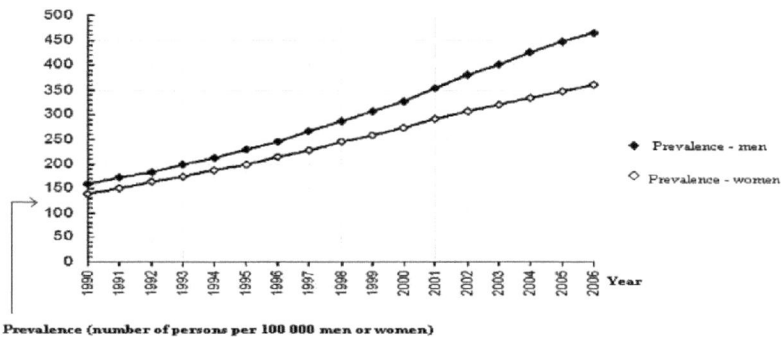

Prevalence (number of persons per 100 000 men or women)

Szacuje się, że częstość występowania wzrośnie o 30 % w 2010 r. i 63 % w 2015 r. w porównaniu z 2005 r. (38).

3   Pułkownik

3.1 Struktura

3.1.1 Podstawowa budowa anatomiczna

Jelito grube jest końcowym odcinkiem przewodu pokarmowego (GIT), a jego długość wynosi około 1 do 1,5 m. Jest on podzielony na kilka części (patrz rys. 5). Zaczyna się w dole prawego biodra jako *wyrostek robaczkowy, który* wystaje z czubka wyrostka *robaczkowego.* Kontynuuje jako struktura zwana *okrężnicą,* otaczające pętle jelita cienkiego, która dzieli się na okrężnicę wstępującą (Colon *ascendens),* wstępującą (Colon *ascendens), poprzeczną (Colon transversum)* i *zstępującą (Colon descendens),* która łączy się w okrężnicę *esicy* (Colon *sigmoideum).* Ostatnim odcinkiem okrężnicy jest *odbyt,* który leży w małej miednicy i kończy się w rozszczepie odbytu jako *kanał analny* (28).

Dopływ krwi do okrężnicy jest dostarczany przez tętnice, które wychodzą z aorty brzusznej. Krew jest zazwyczaj doprowadzana przez żyłę główną do wątroby i w małych ilościach bezpośrednio do żyły głównej dolnej. Układ krwionośny uzupełnia układ limfatyczny i nerwowy (47).

Rys.5. budowa okrężnicy

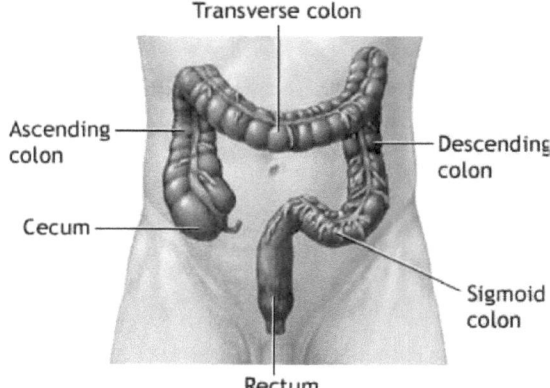

(http://www.adam.com/, cytowany w dniu 13.11.2009)

3.1.2 Podstawowa struktura histologiczna

Ściana okrężnicy składa się z czterech warstw: błona śluzowa, podśluzówka, warstwa mięśniowa i warstwa powierzchniowa (28).

Błona śluzowa jelita grubego jest blada, słabo zbudowana, nie przecieka do kosmków i jest pokryta cylindrycznym nabłonkiem składającym się głównie z enterocytów, które są odpowiedzialne za wchłanianie substancji z komórek puchlinowych wydzielających śluz. Śluz chroni wyściółkę soków trawiennych i pozwala na płynne przejście przez jelito chymowe.

Podmusoza składa się z cienkiej tkanki łącznej kolagenu przeplatanej przez włókna elastyczne i komórki tłuszczowe. Zawiera naczynia krwionośne i limfatyczne oraz sploty nerwowe.

Warstwa mięśniowa składa się z dwóch warstw, wewnętrznej okrągłej i zewnętrznej warstwy podłużnej. Pomiędzy warstwami znajduje się splot nerwowy autonomiczny. W wyniku skurczu mięśni powstają formacje zwane haustra, które przenoszą chyme w dolne partie GIT (28, 47).

3.2 Fizjologiczna funkcja okrężnicy

Pułkownik ma funkcję regulacyjną i zbiornikową. Zadaniem regulatorów jest regulacja objętości i składu elektrolitu kału, funkcja zbiornika obejmuje tworzenie, przechowywanie i późniejsze wydalanie kału. Przejście treści jelitowej w jelicie grubym trwa 2-3 dni (73).

Podczas adaptacji stolca, z jelita cienkiego w obecności mikroorganizmów (patrz mikroflora jelita grubego) rozwija się chyme. Składa się on w 75% z wody, reszta jest stała, która pochłania największą część martwych ciał bakterii, następnie obiera się i śluzówkę, niestrawione resztki jedzenia, barwniki żółciowe oraz niewielką ilość tłuszczu i białka. Średnia waga dorosłego kału wynosi około 150 g/dzień. Osoby spożywające większe ilości pokarmów roślinnych zawierających błonnik pokarmowy zwiększyły masę i objętość stolca (71, 73).

3.3 mikroflora okrężnicy

W jelicie znajduje się duża liczba bakterii, które zamieszkują jego powierzchnię. Razem tworzą one kompleksowy system równowagi, który jest ważny dla biologicznego znaczenia człowieka.

Numerycznie mówimy o 10^{10} - 10^{12} mikroorganizmach w 1 ml, składających się z około 500 gatunków, z których część należy do 40 rodzajów, z których jako przykłady wymieniamy Bakterie, Bakterie z rodzaju Bacteroides, Bifidobacteria, Streptococci, Eubacteria, Fusobacteria, Coliform bacteria, Clostridia, Lactobacilli, Staphylococci, Pseudomonads, Yeasts i inne (34, 82).

Mikroflora okrężnicy w organizmie spełnia kilka funkcji. Tworzy barierę ochronną przed niepożądanymi mikroorganizmami i ich aktywnością metaboliczną, wspomaga krążenie krwi w błonie śluzowej jelita i jego ruchliwość, stymuluje układ odpornościowy, co zapobiega przedostawaniu się obcych substancji do krwi poprzez systemowe infekcje, a wreszcie produkuje niektóre witaminy: B_1, B_2, $B12$ i witaminę K (71, 82).

Aktywność bakterii polega na niestrawnej obróbce błonnika w celu wytworzenia krótkołańcuchowych kwasów tłuszczowych (SCFA) oraz gazów takich jak CO_2, H_2 : metan. Powstałe gazy są albo wchłaniane do krwioobiegu i wydalane przez płuca albo opuszczają jelito przez odbyt na zewnątrz ciała (71).

Jak SCFA są znane: Kwas octowy, propionowy i masłowy. Są one głównym źródłem energii dla komórek okrężnicy, kolonocytów. Kwasy te promują również proliferację komórek nabłonkowych, które łączą potencjalne komórki rakowe i wywołują apoptozę - zaprogramowaną śmierć komórek.

Mikroflora okrężnicy może być pewnym mechanizmem wspomagającym rozwój CRC, np. dekonfiguracja kwasów żółciowych (BA), tworzenie diacyloglicerolu lub synteza pentanu (79).

Kwasy żółciowe są syntetyzowane w wątrobie i dostają się do jelita cienkiego jako składnik żółci, która bierze udział w emulgowaniu tłuszczu. Większość kwasów żółciowych jest wchłaniana w jelicie cienkim, ale około 2-5% dociera do jelita grubego, gdzie dochodzi do kontaktu z błoną śluzową jelita. Stwierdzono, że pacjenci z CRC mają wysokie stężenie BA w stolcu, głównie w wodzie kałowej. Ilość BA w stolcu wodnym zależy od poziomu błonnika w diecie (79).

Bakterie z rodzaju *Bacteriodes, zdolne do* wytwarzania pentanów, prekursorów fosfolipidów, które mają silne działanie mutagenne (79)

Rozwój raka jest w stanie stymulować prawidłową mikroflorę jelitową poprzez produkcję enzymów modyfikujących prekarcynogenność czynników rakotwórczych w jelicie. Enzymy te to beta-glukuronidaza, azoreduktaza i nitroreduktaza. Niektóre mikroorganizmy są w stanie hamować aktywność enzymatyczną (55).

Pozytywny wpływ mikroflory widoczny jest w strukturze ciałek bakterii. Zewnętrzna błona komórkowa organizmu składa się z szeregu substancji hydrofobowych (lipid A, fosfolipid, lipoproteina), które z kolei mogą tworzyć pewne szkodliwe substancje i tym samym zapobiegać kontaktowi z błoną śluzową jelita (79).

4   Rak jelita grubego

4.1   Definicja

Rak jelita grubego jest złośliwym guzem, który rozwija się z komórek nabłonkowych, które pokrywają jelito grube. Zazwyczaj zaczyna się tam jako inwersja gruczolaka złośliwego, łagodnego guza pochodzenia gruczołowego.

Rak jelita grubego to zbiorowa nazwa raka jelita grubego i odbytu. Chociaż nazwa jest wspólna i oba mają wiele wspólnych raków, istnieją między nimi różnice, zwłaszcza w rodzaju leczenia, jak opisano poniżej (34, 47, 69).

4.2   Rozwój raka jelita grubego

Na początku CRC znajduje się zdrowa wyściółka nabłonkowa okrężnicy, która przez czynniki wewnętrzne i zewnętrzne przekształcana jest w tkankę nowotworową złośliwą. Cały proces odwracania jest stopniowy i długotrwały.

Podstawowa zasada znajduje się już na poziomie komórkowym lub molekularnym i polega na przekształceniu jądrowego DNA. Mówimy o mutacjach, gdzie następuje zmiana informacji genetycznej, która przenosi to DNA i w ten sposób determinuje cały rozwój i cechy organizmu.

Proces karcynogenezy, czyli transformacji komórek nowotworowych, związany jest z regulacją cyklu komórkowego, podczas którego komórka dzieli się i mnoży informacje genetyczne oraz swoją masę komórkową.

Formacja guza odbywa się w trzech kolejnych etapach: inicjacji, awansu i progresji. Inicjacja polega na uszkodzeniu komórkowego DNA w wyniku mutacji wywołanych bodźcem rakotwórczym o charakterze chemicznym, fizycznym lub biologicznym. Komórki z takim zmodyfikowanym DNA charakteryzują się zwiększonym tempem podziału kosztem otaczających je zdrowych komórek. Chociaż każda komórka posiada pewne mechanizmy naprawcze, za pomocą których można naprawić uszkodzone DNA, gdy mechanizmy te zawodzą, dochodzi do niekontrolowanej proliferacji zmutowanych komórek, co jest zasadniczo drugą fazą kancerogenezy, promocji. Ta faza może trwać od lat do dziesięcioleci. Ostatnia faza to progresja, w której komórki nowotworowe mogą najeżdżać na pobliskie struktury i rozprzestrzeniać się na odległe miejsca za pośrednictwem krwi lub limfy (36, 37).

Jak stwierdzono we wstępnej definicji, większość CRCs prowadzi do złośliwego rozwoju gruczolaka, czyli polipów gruczolakowatych o rozmiarach od kilku milimetrów do centymetrów, które należą do nowotworów łagodnych. Mogą być tępe lub pęcherzykowate, histologicznie cewkowate, w kształcie kosmków i cewkowatych i mogą być bardzo dobrze wykryte w badaniu kolonoskopowym (47).

4.3 Symptomy

Istnieje cały szereg objawów, które mogą wskazywać na obecność CRC, ale zazwyczaj pojawiają się one dopiero w zaawansowanym stadium. Zależy to od lokalizacji guza i tego, czy powoduje on zaburzenia jelitowe.

W szczególności, mogą wystąpić następujące objawy: Dyskomfort brzucha, nadmierne wzdęcia, nieokreślone ciśnienie w brzuchu, ból i skurcze, zmiana prędkości i rytmu wypróżnień, biegunka, zaparcia, uczucie niepełnej ewakuacji, mdłości, kał, krew w kale, osłabienie w przypadku dużej utraty krwi, zmęczenie, itp.

W niektórych przypadkach objawy kliniczne nie wykazują tych objawów i pacjent przychodzi do lekarza tylko z niespecyficznymi problemami, takimi jak utrata wagi, anoreksja, osłabienie lub niedokrwistość.

4.4 Czynniki ryzyka

Jak wspomniano powyżej, utworzenie CRC wpływa zarówno na wewnętrzne, jak i zewnętrzne czynniki ryzyka. Nie można kontrolować wewnętrznych czynników ryzyka, takich jak wiek, dodatni wywiad rodzinny i obecność stanów zapalnych jelit. Można na nie liczyć, zwłaszcza w odniesieniu do profilaktyki wtórnej. Uwaga została skupiona na zewnętrznych czynnikach ryzyka, które mogą odgrywać kluczową rolę w rozwoju CRC, w szczególności w odniesieniu do roli podstawowej prewencji.

4.4.1 Czynniki wewnętrzne

Do wewnętrznych czynników ryzyka możemy zaliczyć wiek, a następnie obecność polipów gruczolakowatych lub CRC w bliskiej rodzinie, takiej jak rodzice, dzieci i rodzeństwo. Ryzyko zachorowania na raka jest 6 razy większe, gdy dwóch krewnych pierwszego stopnia ma CRC, lub 4 razy większe, gdy jeden krewny pierwszego stopnia ma CRC.

przed 45 rokiem życia (47). Rodzinna polipoza anomalna (Familial Adenomatous Polyposis - FAP) i zespół Lyncha należą do predysponujących form dziedzicznych CRC.

FAP jest autosomalnie dominującą chorobą charakteryzującą się obecnością 100 lub więcej polipów gruczolakowatych różnej wielkości w okrężnicy, które nie rozwijają się w profilaktyczne raki kolektomijne. Jest on powodowany przez mutacje w genie APC na chromosomie 5q. FAP jest odpowiedzialny za powstawanie 1% CRC i może mieć szereg objawów pozajelitowych, takich jak łagodne guzy skóry, kości i tkanek miękkich (zespół Gardnera) lub guzy mózgu (zespół Turnera) lub guzy tarczycy, nadnerczy itp. Zespół Lyncha lub dziedziczny rak jelita grubego niebędący polipem jest autosomalnie dominującą chorobą, charakteryzującą się niewielką liczbą polipów i guzów bardziej prawdopodobnych do zlokalizowania po prawej stronie okrężnicy. Jest to spowodowane wadami genów, które naprawiają wady DNA. Występuje we wczesnym wieku i może powodować objawy pozajelitowe, takie jak guzy w obszarze ginekologicznym, żołądka, układu żółciowego, itp. (34, 46).

Jednym z czynników ryzyka może być obecność zapalnych chorób jelit, takich jak wrzodziejące zapalenie jelita grubego lub choroba Leśniowskiego-Crohna. Ryzyko to wzrasta wraz z czasem trwania i zasięgiem choroby (34, 47, 69). Jedną z przyczyn mogą być rakotwórcze nitrozoaminy produkowane przez białe krwinki podczas zapalenia, ale dokładna etiologia idiopatycznego zapalenia jelit nie jest znana (79).

4.4.2 Czynniki zewnętrzne

Można założyć, że zewnętrzne czynniki ryzyka przyczyniają się do powstawania nowotworów nawet w 80-90%. Proporcje w tej grupie są następujące: 35% czynników dietetycznych, 30% palenie tytoniu, 5% niska aktywność fizyczna, 5% alkohol i reszta to czynniki zakaźne, narażenie zawodowe, promieniowanie, promieniowanie słoneczne, zanieczyszczenia chemiczne w środowisku, itp. (37, 59, 61). Biorąc pod uwagę znaczenie tych czynników i ich możliwy wpływ na zdrowie, zarówno pozytywny jak i negatywny, zostały one omówione w osobnym rozdziale.

4.5 Diagnostyka

W badaniu diagnostycznym rozróżnia się po pierwsze osoby z objawami klinicznymi i podejrzeniem CRC, a po drugie osoby bez objawów, tzw. przesiewowe.

W pierwszym przypadku jest to badanie wokół jelita grubego, kolonoskopia, która pozwala na wizualną ocenę wyników z pobraniem próbek do badania histologicznego. W jednej sytuacji 10 że kolonoskopia może być wykonana z różnych powodów, można użyć zdjęć rentgenowskich z zawiesiną baru o podwójnym kontraście lub kolonoskopii CT (47).

W drugim przypadku, który jest jednym z fundamentów profilaktyki wtórnej, stosujemy test na krew okultystyczną w kale (FOBT). Badanie opiera się na fakcie, że zdecydowana większość nowotworów raka jelita grubego traci niewielką ilość krwi w kale, chociaż oko może dostrzec, ale może zidentyfikować na podstawie biochemicznej: reakcje rozkładu hemoglobiny z podłożem testowym, które jest częścią próby guaiakalnej (gFOBT) lub nowoczesnego testu immunologicznego (iFOBT). IFOBT jest dokładniejszy, wygodniejszy i nie wymaga interwencji dietetycznej. Poprzez gFOBT, żywność taka jak czerwone mięso, brokuły, kalafior itp. musi być wykluczona z diety, aby uniknąć fałszywych pozytywnych wyników. Test ten może wykryć osoby bezobjawowe w 80-90% przypadków nowotworów i 50-60% gruczolaków i powinien być powtarzany w rocznych odstępach czasu do dwóch lat, szczególnie w profilaktyce u osób powyżej 50 roku życia (47, 69, 79).

W Republice Czeskiej od 2000 roku realizowany jest ogólnokrajowy program seansów. Ma ona na celu wczesne wykrycie CRC. Program opiera się na teście przesiewowym, w którym każdy ma prawo do bezobjawowej osoby po 50. roku życia, która nie ma pozytywnej historii rodzinnej. Inne specjalne procedury są stosowane w przypadku osób z pozytywną historią rodzinną.

Procedura dla osób bezobjawowych w wieku 50-54 lat została przedstawiona na rysunku 6. Program przedstawiony na wykresie 7 dotyczy osób w wieku 55 lat (69 lat).

Dalsze informacje na temat badań przesiewowych w kierunku raka jelita grubego można znaleźć na portalu internetowym Narodowego Programu Profilaktyki Raka w Republice Czeskiej, który znajduje się na stronie internetowej http://www.kolorektum.cz (69).

Rys.6 Schemat postępowania dla osób bezobjawowych w wieku 50-54 lat (69)

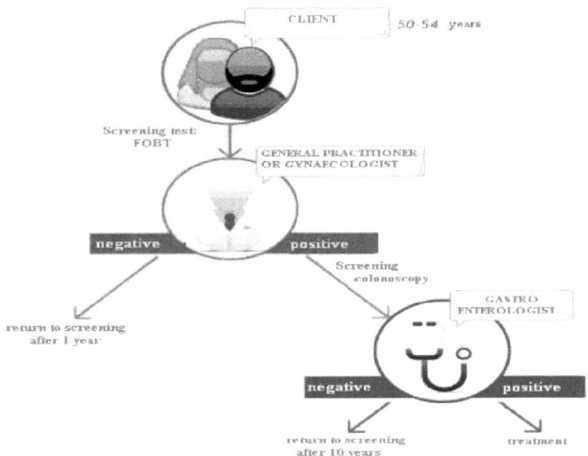

Rys.7 Schemat postępowania w przypadku osób bezobjawowych w wieku 55 lat i starszych (69)

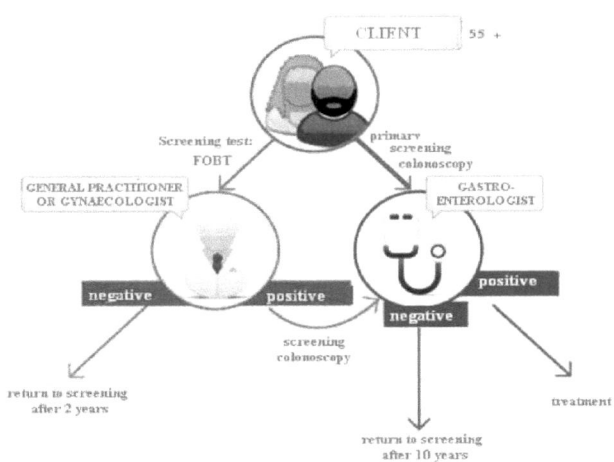

4.6 Rokowanie i leczenie

Prognoza przebiegu choroby i wyników leczenia lub rokowania zależy od rozwoju CRC. Etap ten jest stopniem niepełnosprawności spowodowanym zarówno przez ściany okrężnicy i obecność guza w węzłach

13

chłonnych, jak i przez obecność przerzutów odległych, takich jak wątroba czy płuca. Dla zilustrowania, w uproszczonej tabeli (47) przedstawiam różne stadia zespołu jelita drażliwego.

Tab. 1. etapy CRC (47)

Poziom 0	Wzrost guza tylko w błonie śluzowej, bez naciekania węzłów chłonnych, bez przerzutów
Etap I	Guz rozrasta się do tkanki podśluzowej, bez naciekania do węzłów chłonnych, bez przerzutów
krok II	Guz rozrasta się do powierzchniowej warstwy ściany jelita, bez naciekania węzłów chłonnych, bez przerzutów.
krok III	Guz przenika przez ścianę jelita i atakuje regionalne węzły chłonne, nie ma przerzutów.
Etap IV	guz obejmujący ścianę jelita, obecność guza w węzłach chłonnych, obecność odległych przerzutów

Pacjenci, których rak dotyka tylko ściany jelita, nie zaatakował okolicznych węzłów chłonnych i nie ma odległych przerzutów w organizmie, mają największe szanse na całkowite wyleczenie. Ta szansa jest pomiędzy 65-90%. Jeśli komórki nowotworowe przeniknęły do okoliczrych węzłów chłonnych, szansa na całkowite wyleczenie jest zmniejszona do 45-50%. Kiedy CRC przerzutu e do odległych organów, szanse na całkowite wyleczenie są bardzo małe (47).

W leczeniu CRC stosuje się najpierw składnik chirurgiczny, a następnie chemioterapię onkologiczną (CHT), radioterapię (RT), a obecnie także ukierunkowaną terapię biologiczną, znaną jako przeciwciała monoklonalne. Często stosuje się różne kombinacje tych procedur (12). Podstawą leczenia jest chirurgiczne usunięcie zaatakowanych segmentów jelita i okolicznych węzłów.

W chemioterapii stosuje się leki cytostatyczne. Jest to grupa leków, które są najczęściej stosowane do żył i hamują wzrost komórek nowotworowych. Jeśli leki cytostatyczne są podawane przed zabiegiem, jest to chemioterapia neoadjuwantowa, która ma na celu zmniejszenie wielkości guza przed kolejnym konkretnym zabiegiem.

Neoadjuwant RT lub CHT / RT jest stosowany w przypadku raka odbytnicy. Sam CHT nie jest używany jako neoadjuwant. Jeśli po chemioterapii następuje operacja, jest to chemioterapia adiuwantowa, której celem jest zniszczenie pozostałych komórek nowotworowych i zapobieżenie nawrotowi CRC (12, 54).

Radioterapia jest stosowana w leczeniu raka odbytnicy. Wskazana jest przed zabiegiem jako neoadjuwant RT, niekiedy wraz z CHT jako terapia równoległa.RT metoda niszczenia komórek nowotworowych w napromieniowanym obszarze. Zmniejsza on wielkość guza i tym samym zapewnia lepszy dostęp do operacji (12, 47).

CRC jest nową metodą leczenia wykorzystującą tzw. terapię biologiczną. Polega ona na stosowaniu przeciwciał monoklonalnych zdolnych do wykrywania komórek nowotworowych w organizmie, zatrzymywania ich wzrostu, a następnie niszczenia (12).

4.7 Prewencja

Zapobieganie, jako pojęcie, które zakłada zapobieganie chorobom, można podzielić na kilka poziomów w zależności od obszaru, na którym starają się oni interweniować.

Profilaktyka pierwotna ma na celu wyeliminowanie czynników ryzyka, które mogą prowadzić do chorób, w tym przypadku nowotworów. Należy zatem zapewnić, aby nie rozwinął się żaden guz (83). Bardziej szczegółowe informacje na temat profilaktyki pierwotnej obejmują pozostałą część pracy.

Profilaktyka wtórna jest stosowana w sytuacji, gdy guz rozwinął się, ale został wcześnie zdiagnozowany i znajduje się w stadium uleczalnym. Profilaktyka tego typu obejmuje tzw. badania przesiewowe w kierunku jelita grubego, które koncentrują się na wczesnym wykrywaniu CRC i zostały wymienione bardziej szczegółowo w rozdziale 4.5 (69, 83).

Profilaktyka trzeciorzędowa odnosi się do stadium, w którym guz już się rozwinął i nie został wykryty na czas, co gwarantowałoby jego dalsze rozprzestrzenianie. Próbuje on określić zasięg rozprzestrzeniania się choroby, a po późniejszym leczeniu mapuje możliwy powrót choroby, aby można ją było skutecznie leczyć i wyleczyć (83).

Jeśli rak już istnieje i nie można go wyleczyć, a zgon jest nieunikniony, to istnieje szereg czwartorzędowych działań profilaktycznych, które mają na celu zmniejszenie problemów i utrzymanie warunków akceptowalnych dla pacjenta do końca jego życia.

5 Czynniki prewencji pierwotnej

Powszechnie wiadomo, że CRC jest rodzajem guza, którego pochodzenie możemy w dużej mierze kontrolować, zwłaszcza na poziomie czynników zewnętrznych, które mogą przyczyniać się do rozwoju CRC, zarówno pozytywnych, jak i negatywnych. Czynniki te można nazwać i zaliczyć do kategorii podstawowych czynników prewencyjnych: czynniki odżywcze, czynniki stylu życia i czynniki chemopreventywne.

Czynniki zmniejszające ryzyko wystąpienia CRC nazywane są czynnikami ochronnymi. Czynniki, które z drugiej strony mogą wpływać na wyzwalanie CRCs, nazywane są czynnikami ryzyka, a te, które mogą być wykorzystane do zapobiegania, hamowania lub odwracania nowotworów, nazywane są czynnikami chemopreaktywnymi (79).

5.1 Czynniki ryzyka

5.1.1 Tytoń, Palenie

Tytoń jest uważany za najważniejszy czynnik zapobiegania nowotworom na świecie. Podaje się, że tytoń jest odpowiedzialny za do 30% przypadków raka w krajach zachodnich (23). Dym tytoniowy został wymieniony jako udowodniony czynnik rakotwórczy dla człowieka w 1986 r. (30) i wiadomo, że zawiera wiele szkodliwych substancji, co do których wykazano, że mają niekorzystny wpływ na zdrowie człowieka. Niektóre z nich są autokarcynogenne, w przypadku CRC są to głównie aminy heterocykliczne (26), podczas gdy inne są rakotwórcze po transformacji metabolicznej w organizmie. Transformacja metaboliczna substancji jest pod wpływem informacji genetycznej każdego osobnika. Ta różnica, znana jako polimorfizm genetyczny, może być przyczyną różnej podatności ludzi na szkodliwe substancje w dymie tytoniowym (30). Związek między paleniem papierosów a ryzykiem wystąpienia CRC można znaleźć w badaniach pochodzących z okresu po 1970 roku. Do tego czasu związek między tymi dwoma czynnikami nie został w pełni wyjaśniony, prawdopodobnie ze względu na długi okres między narażeniem na chorobę a jej początkiem (45).

Obecnie prowadzonych jest wiele badań na ten temat, a ich wynikiem jest silny, negatywny związek pomiędzy paleniem a CRC (7, 45).

Wyniki metaanalizy z 2009 r., w której zbadano 36 badań z Ameryki Północnej, Azji i Europy, wskazują, że osoby palące aktywne zawodowo są o 17% bardziej narażone na zachorowalność na CRC i o 40% bardziej narażone na śmierć niż osoby niepalące. Byli palacze mają o 25% wyższe ryzyko zachorowania na CRC i o 15% wyższe ryzyko śmiertelności niż osoby niepalące [45]. Gdyby podzielić częstość występowania raka, zwłaszcza lokalizację raka jelita grubego (CC) i raka odbytnicy (RC), to częstość występowania u obecnych palaczy byłaby o 10% wyższa niż u osób niepalących w przypadku CC i o 19% wyższa w przypadku RC. W przypadku byłych palaczy w porównaniu z osobami niepalącymi częstotliwość występowania byłaby o 10% wyższa w przypadku CC i o 20% wyższa w przypadku RC. Wynika z tego, że częstość występowania raka jest na ogół wyższa w okolicy odbytu.

Wzrost liczby papierosów wypalanych dziennie zwiększa ryzyko zachorowania na CRC. W szczególności częstość występowania ryzyka CRC wzrasta o 17,5% w przypadku palenia 20 papierosów dziennie (1 paczka) i o 38% w przypadku palenia 40 papierosów dziennie. Ryzyko śmiertelności CRC dla każdej wypalonej paczki papierosów wynosi 40,7%. Ryzyko zachorowania na CRC wynosi 9,4 % w przypadku osób, które paliły przez 20 lat i 19,7 % w przypadku osób, które paliły przez 40 lat (45).

Negatywne skutki zdrowotne zaobserwowano również wśród konsumentów tytoniu do żucia, fajki do palenia wody i cygara (79).

Palenie jest głównym czynnikiem ryzyka dla wzrostu CRC. Podstawową profilaktyką jest niepalenie tytoniu. Ogólnie rzecz biorąc, ryzyko rozwinięcia się CRC wzrasta wraz z wczesnym rozpoczęciem palenia, wraz z liczbą wypalanych papierosów i liczbą lat palenia. Palenie ma silniejszy związek z rakiem w odbycie niż w okrężnicy.

5.1.2 Nadwaga/otyłość

Waga ciała (zwana dalej "wagą") jest jednym ze wskaźników antropometrycznych. Wskaźnik masy ciała (BMI) jest najczęściej używany do oceny masy ciała normalnej, zwiększonej lub nadwagi. Jest to liczba otrzymana przez podzielenie wagi w kilogramach przez wysokość w metrach kwadratowych. Dla dorosłych najlepszą wartością jest pożądany zakres BMI od 18,5 do 24,9 kg/m2. Dla osób z nadwagą BMI mieści się w przedziale od 25 do 29,9 kg/m2 , a otyłość jest określana jako BMI > **30 kg/m2 (19**, 36).

Otyłość jest chorobą, która wiąże się z różnymi powikłaniami zdrowotnymi, dlatego interesujące staje się pytanie, czy nadwaga lub otyłość może wpływać na powstawanie CRC. Czynnikami oceny były: BMI, rozkład tkanki tłuszczowej gromadzącej się w brzuchu (typ androidalny/brzuszny) lub pośladkach i udach (typ gynoidalny) oraz długość pasa.

W metaanalizie, która obejmowała 31 badań w 2007 r., stwierdzono, że osoby z BMI > **30 kg/m2** mają względne ryzyko (RR) CRC 1,19 w porównaniu z osobami z BMI < 25 kg/m2. Ryzyko było większe dla mężczyzn niż dla kobiet, w szczególności o 33%. Wzrost wskaźnika BMI o 2 $^{kg/m2}$ ze średnim ryzykiem wystąpienia CRC wzrósł o 7 %, a wzrost obwodu talii o 2 cm, aby zwiększyć ryzyko wystąpienia CRC średnio o 4 % (52).

W kolejnej metaanalizie (badania prospektywne) stwierdzono, że wzrost BMI o 5 jednostek u obu płci wiąże się ze zwiększonym ryzykiem wystąpienia raka jelita grubego, przy czym u mężczyzn obserwuje się silniejszy związek. Rak odbytu z rosnącym BMI obserwowano u mężczyzn, a nie u kobiet. Ryzyko zachorowania na raka jelita grubego jest większe wraz ze wzrostem obwodu talii (o 1C cm) i stosunku talia/biodra (o 0,1 cm) u obu płci, ale generalnie ryzyko jest większe u mężczyzn (42). Ideał jest taki, że kobiety powinny mieć obwód w talii 80 cm, a mężczyźni 94 cm (36).

Wyniki innych artykułów również sugerują korelację ze zwiększonym ryzykiem dla KRK ze wzrostem BMI (o 5 kg/m^2). W szczególności mężczyźni z wyższym BMI mają relatywne ryzyko CC 1.24, RC 1.9. Kobiety mają ryzyko CC 1.09. To samo skojarzenie zaobserwowano w różnych populacjach (25).

Interesujący fakt przyniósł duże badanie EPIC, które zostało przeprowadzone w 10 krajach europejskich. Masa ciała jest związana z BMI większym ryzykiem dla CC u mężczyzn (masa ciała > **90 kg vs.** < 70 kg, RR = 1,43; BMI > 29,4 kg/m2 vs. < 23,6 **kg/m2, RR** = 1,55). Ten związek nie był tak silny u kobiet. U obu płci występuje korelacja pomiędzy obwodem talii a ryzykiem wystąpienia CC (mężczyźni [> **103,0 cm** vs. < 86,0 cm], RR = 1,39, kobiety [> 89,0 cm vs. <70,2 cm], RR = **1,48**). Ten sam stosunek odnosi się do stosunku talii do bioder. Możemy zatem powiedzieć, że bardziej ryzykowny jest rodzaj otyłości brzusznej, która dotyka głównie mężczyzn. Badano również stosunek wzrostu do ryzyka dla CC (mężczyźni [> **180,5 cm** vs. < 168,0 cm], RR = 1,40, kobiety [> 167,5 cm vs. <156,0 cm], RR = 1,79) (58).

Jednym z wyników tych badań jest silna korelacja między ryzykiem zachorowania na raka a wzrostem wagi. Konkretnie, jest bardziej prawdopodobne, że jest to rak jelita grubego, zwłaszcza u mężczyzn. U kobiet związek nie jest tak silny jak u mężczyzn. Podstawową profilaktyką jest utrzymanie optymalnej wagi.

5.1.3 Alkohol

W dzisiejszych czasach coraz częściej spotykamy się z nadmiernym spożyciem alkoholu w społeczeństwie. Powszechnie wiadomo, że alkohol jest substancją uzależniającą, a jego spożywanie może prowadzić do różnych problemów zdrowotnych, społecznych i ekonomicznych.

Etanol, będący składnikiem napojów alkoholowych, po spożyciu jest rozprowadzany równomiernie we wszystkich tkankach i płynach ustrojowych. Jest wchłaniany w żołądku, jelicie cienkim i okrężnicy. Etanol jest przetwarzany na aldehyd octowy przez dehydrogenazę alkoholową, mikrosomalny system utleniania etanolu i katalazy. Z aldehydu octowego, za pomocą wodorotlenku aldehydu, powstaje octan, który jest włączany do procesów metabolicznych organizmu lub przekształcany w dwutlenek węgla i wodę przez acetylo-CoA.

80-90% alkoholu rozkłada się w wątrobie. Reszta jest wydalana z moczem i przez płuca (14, 75).

W związku z udowodnionym negatywnym wpływem alkoholu na zdrowie przeprowadzono wiele badań w celu zbadania, czy spożycie alkoholu może prowadzić do powstania CRC.

Pozytywne skojarzenie potwierdzają dane z 8 badań kohortowych przeprowadzonych w 5 krajach Ameryki Północnej i Europy. Ryzyko wystąpienia CRC u osób spożywających do 45 g/dzień alkoholu wynosiło 1,16 w porównaniu z całkowitą liczbą abstynentów. U osób spożywających ponad 45 g alkoholu dziennie ryzyko wystąpienia CRC wynosiło 1,41 w porównaniu z całkowitą liczbą abstynentów. Związek ten obserwowano we wszystkich częściach okrężnicy. Decydującym czynnikiem jest całkowite spożycie alkoholu, a nie rodzaj napoju alkoholowego (33). Na przykład 10 gramów alkoholu znajduje się w 0,3 l piwa, 1 dl wina lub 30 ml destylatu (75).

Według badania EPIC opublikowanego w 2007 r. i badania holenderskiego opublikowanego w 2008 r., ryzyko wystąpienia CRC wzrasta wraz ze spożyciem powyżej ok. 30 g/dzień, które jest zawarte w około 3 napojach alkoholowych, ryzyko wystąpienia CRC wzrasta. Gradient występowania jest najwyższy w okolicy odbytu, następnie w dystalnej okrężnicy, a następnie w proksymalnej części okrężnicy. Porównując spożycie piwa i wina, ryzyko CRC przy piciu piwa jest dodatnie (6, 16).

Wyniki metaanalizy badań z lat 1990-2005 potwierdzają założenie, że wysokie spożycie alkoholu zwiększa ryzyko wystąpienia raka jelita grubego i odbytnicy. W porównaniu z osobami z grupy o najniższym i najwyższym spożyciu alkoholu, względne ryzyko wystąpienia raka jelita grubego i odbytnicy wynosi 1,5, a raka odbytnicy 1,63 (53).

Japońskie badanie wykazało już większe ryzyko wystąpienia CRC przy małym i średnim spożyciu alkoholu (do 46 g / d). Dawka ryzyka związanego z alkoholem w przypadku rozwoju CRC jest niższa niż w krajach zachodnich. Jest to prawdopodobnie związane z polimorfizmem dehydrogenazy alkoholowej, która jest obecna w 50% populacji azjatyckiej w formie nieaktywnej, dzięki czemu alkohol nie jest wydalany w postaci octanu. Związek CRC był silniejszy dla okrężnicy (51, 70).

Alkohol prawdopodobnie zwiększa ryzyko CRC. Podstawową profilaktyką jest abstynencja lub umiarkowane spożycie alkoholu

5.1.4 Mięso czerwone, mięso przetworzone

W wielu badaniach epidemiologicznych zaobserwowano związek między zwiększonym ryzykiem wystąpienia CRC a wysokim spożyciem mięsa czerwonego (wieprzowiny, wołowiny, jagnięciny) i przetworzonego (19).

W metaanalizie badań prospektywnych, obejmującej obserwacje z lat 1966-2006, stwierdzono, że względne ryzyko wystąpienia CRC w porównaniu z osobami o najwyższym i najniższym spożyciu mięsa czerwonego (RM) w dawce 120 g/dobę wynosiło 1,28; związek ten był silniejszy w obszarze odbytu. Względne ryzyko CRC wynikające ze spożycia przetworzonego mięsa (PM) w porównaniu z tymi o najwyższym i najniższym spożyciu 30 g/dobę wynosiło 1,20; związek był podobny dla okrężnicy i odbytu. Trzy badania wykazały, że związek ten jest silniejszy w przypadku okrężnicy dystalnej (41).

Fakt, że zużycie CM i UM zwiększa ryzyko CRC, wynika prawdopodobnie z kilku mechanizmów. Są to: gotowanie w wysokiej temperaturze (grillowanie, smażenie lub pieczenie), gdzie powstają mutagenne aminy heterocykliczne (HA) i wielopierścieniowe węglowodory aromatyczne (PAH); następnie obecność azotynów i azotanów, które znajdują się w mięsie wędzonym, solonym lub w inny sposób modyfikowanym i które organizm może przekształcić w rakotwórcze nitrozoaminy; a następnie wysoka zawartość żelaza, które może tworzyć mutagenne wolne rodniki w jelicie (23).

W skład PM może wchodzić również mięso marynowane, suszone, wędzone i przetworzone, takie jak boczek, szynka (surowa, wędzona lub gotowana), kiełbasa, salami, kaszanka, ciasto itp. Niektóre badania wykazały, że ryzyko wystąpienia CRC jest 2-10 razy większe w przypadku spożycia 1 grama PM niż w przypadku spożycia 1 grama świeżego RM. Jest to prawdopodobnie spowodowane dodatkami występującymi w PM (68).

W Europie średnie spożycie PM wynosi 27 g/dzień dla kobiet i 48 g/dzień dla mężczyzn. W przypadku świeżej RM, spożycie wynosi 36 g/dzień dla kobiet i 60 g/dzień dla mężczyzn (68).

W wielu badaniach nie stwierdzono żadnego związku między CRC a spożyciem drobiu i ryb (17, 23, 26).

Przy przyrządzaniu mięsa i ryb należy stosować niskie temperatury i preferować gotowanie i duszenie zamiast innych technik kulinarnych. Nie zaleca się spożywania mięsa spalonego (zwłaszcza zwęglonego) i połączonego z sosem. Grillowane i pieczone mięso powinniśmy jeść tylko okazjonalnie, na bezpośrednim ogniu. Nie zaleca się spożywania często konserwowanego i przetworzonego mięsa (17).

5.1.5 Smary

Tłuszcze są jednym z trzech podstawowych składników odżywczych. Większość tłuszczów w żywności to trójglicerydy i fosfolipidy. Najważniejszymi składnikami tłuszczów są kwasy tłuszczowe (FA), które dzielą się na nasycone i nienasycone w zależności od obecności/braku wiązań podwójnych w łańcuchu. Nienasycone FA są podzielone na jednonienasycone (jedno wiązanie podwójne, MUFA) i polien (z większą ilością wiązań podwójnych, PUFA). w-3 FA i o>-6 FA należą do PUFA i omówię je w związku z kwestią CRC. Części tłuszczów są również trans-FA, które mają inny układ kubiczny węgla i wodoru w łańcuchu. Są one znane głównie w kontekście chorób układu krążenia, ale ostatnio również w kontekście ryzyka wystąpienia CRC (5).

W 2009 roku opublikowano badanie, w którym zbadano wpływ konsumpcji trans-FA na powstawanie CRC u białych i afrykańskich Amerykanów mieszkających w Północnej Karolinie, wśród których istnieją różnice w zachorowalności i śmiertelności z powodu tej choroby. Badanie nie wykazało związku między zwiększonym zużyciem trans-FA a powstawaniem guzów w proksymalnym i dystalnym segmencie jelita grubego. W tym przypadku możemy powiedzieć, że spożycie trans-FA nie było związane z rakiem jelita grubego (77). Stwierdzono pozytywny związek ze zwiększonym spożyciem trans-FA u rasy kaukaskiej, a mianowicie w dystalnej części okrężnicy i odbytnicy (esica, odbytnica, odbytnica). Źródła dla trans-FA w tych badaniach były następujące margaryny, krakersy, smażone ryby, smażone ziemniaki, krakersy, ciastka, ciastka i chleb (77, 78).

W 2006 r. opublikowano systematyczny przegląd, który koncentrował się na skutkach spożywania **w-3** FA z ryzykiem wystąpienia nowotworów. Obejmowała ona ponad 20 badań kohortowych z 7 krajów. Tylko w jednym przypadku stwierdzono, że spożycie **w-3** FA zmniejsza ryzyko zachorowania na raka (RR = 0,49), inne badania tego nie potwierdziły. Nie stwierdzono również istotnej korelacji między spożyciem **w-3** FA a jakimkolwiek rodzajem nowotworu. Wydaje się zatem, że suplementacja **w-3** FA nie mogła zmniejszyć ryzyka zachorowania na raka (48).

W 2009 roku ukazał się artykuł pod patronatem WCRF / AICR - podsumowuje on wyniki badań opublikowanych po 2006 roku. Przedmiotem badań był wynik spożycia tłuszczu całkowitego i kwasów tłuszczowych w związku z rozwojem nowotworów. W przypadku całkowitego spożycia tłuszczu w diecie, wyniki były niejednoznaczne. Całkowite spożycie kalorii powinno być brane pod uwagę bardziej niż rzeczywiste spożycie tłuszczu. Jednak niektóre badania opowiadają się za dietą niskotłuszczową, zwłaszcza z tłuszczami zwierzęcymi, która może zmniejszyć ryzyko zachorowania na raka.

W przypadku nasyconych FA i MUFA, wyniki są również niejednoznaczne. Wnioski dotyczące konsumpcji o)-6 FA nie mogą zostać wyciągnięte ze względu na brak informacji. Dane dotyczące o)-3 FA, czyli kwasu linolowego, wykazały, że ten FA zmniejsza ryzyko wystąpienia CRC u mężczyzn, ale nie u kobiet. W przypadku kwasu eikozapentaenowego i kwasu dokozaheksaenowego nie można jednoznacznie stwierdzić, czy zmniejszają one ryzyko wystąpienia CRC, czy też nie. Można raczej mówić o prawdopodobnym ograniczeniu ryzyka, ale nadal brak jest rozstrzygających dowodów. Wpływ trans-FA na rozwój CRC jest raczej nieistotny (24).

W profilaktyce pierwotnej nie można jasno stwierdzić, jak duża jest rola tłuszczów w diecie w odniesieniu do ryzyka wywołania CRC. Zgodnie z zaleceniami żywieniowymi, tłuszcze nie powinny być całkowicie wykluczone z diety, ponieważ organizm przejmuje wiele funkcji, których nie można zastąpić innymi składnikami. Ich pobór nie powinien spadać poniżej 20% i nie powinien przekraczać 20-30% pobranej energii. Na ogół zaleca się zmniejszenie spożycia nasyconego FA i trans-FA; przeciwnie, wzrost spożycia MUFA (np. kwasu oleinowego) i PUFA (np. kwasu linolowego i kwasu linolenowego) jest wspomagany (5).

5.2 Czynniki ochronne

5.2.1 Aktywność fizyczna

Aktywność fizyczna (PA) jest, podobnie jak palenie, czynnikiem związanym ze stylem życia. Jego znaczenie zostało podkreślone na przykład w związku z utrzymaniem masy ciała, zapobieganiem chorobom układu krążenia itp. Sposób, w jaki aktywność fizyczna wpływa na występowanie CRC stał się przedmiotem wielu badań.

Amerykańskie badanie z 2008 r. wykazało, że osoby, które wykonują PA 5 lub więcej razy w tygodniu, mają mniejsze ryzyko rozwoju CC w porównaniu z tymi, które nie mają PA lub mają go tylko sporadycznie. Konkretnie, RR dla mężczyzn wynosiła RR = 0,79, dla kobiet RR = 0,85. W przypadku mężczyzn stwierdzono również mniejszą korelację z ryzykiem w okolicy odbytu (RR = 0,76). Oglądanie telewizji (> 9 h / dzień) zamiast PA zwiększa ryzyko CC u mężczyzn (RR = 1,61), u kobiet związek jest słabszy (29).

Szwedzkie badanie przeprowadzone u mężczyzn wykazało, że ci, którzy spędzili co najmniej 60 minut dziennie wykonując PA, mają mniejsze ryzyko rozwoju CRC w porównaniu z tymi, którzy wykonywali PA przez mniej niż 10 minut dziennie. Działania związane z pracami domowymi są również związane z mniejszym ryzykiem rozwoju CRC. Nie zaobserwowano skojarzenia z niższym ryzykiem wystąpienia CRC dla PA w pracy / w miejscu pracy (43).

Dane z 19 badań kohortowych wskazują na zmniejszenie ryzyka w okolicy okrężnicy u mężczyzn i kobiet. Stowarzyszenie jest potwierdzone dla ruchu aktywnego, rekreacyjnego i pracy (67).

Analiza 11 badań kohortowych, w których badano wpływ PA w czasie wolnym, wykazała, że nawet PA w czasie wolnym zmniejsza ryzyko wystąpienia CRC. Ryzyko wystąpienia chorób układu krążenia jest tym mniejsze, im więcej godzin w tygodniu osoby są aktywne fizycznie (PA < 2 hr/w, RR = 0,72; PA 2-3 hr/w, RR = 0,68; PA 4-6 hr/w, RR = 0,59; PA > 7 hr/w, RR = **0,83**). U osób starszych, które wykonują PA w czasie wolnym, istnieje mniejsze ryzyko wystąpienia RC (32).

Mechanizm wpływu PA na CRC jest złożony i obejmuje zarówno bezpośrednie, jak i pośrednie mechanizmy. Bezpośrednim mechanizmem jest np. stymulacja perystaltyki jelit, która sprzyja regularnym nawykom jelitowym, skracając czas tranzytu chymu w jelicie i tym samym kontakt potencjalnych toksycznych metabolitów z błoną śluzową jelita. Pośrednie mechanizmy obejmują ogólny wpływ na metabolizm, taki jak metabolizm lipidów we krwi, glukozy i insuliny (17, 26).

Znaczenie PA wydaje się być nie tylko w podstawowej profilaktyce raka jelita grubego, zwłaszcza jelita grubego, ale także w innych chorobach cywilizacyjnych. Dlatego też zaleca się podawanie PA o średnim i wysokim natężeniu przynajmniej 5 razy w tygodniu przez 60 lub więcej minut (19).

5.2.2 Owoce i warzywa

Owoce i warzywa są żywnością pochodzenia roślinnego, która zawiera szereg substancji, które generalnie mają pozytywny wpływ na nasze zdrowie. Zawierają one witaminy, minerały, błonnik, karotenoidy, flawonoidy, fenole i inne składniki bioaktywne. Ich znaczenie jest również istotne z punktu widzenia energetycznej wartości odżywczej, ponieważ większość gatunków należy do żywności niskoenergetycznej, co jest pożądane dla utrzymania masy ciała.

W odniesieniu do zawartości głównych składników i efektu ochronnego przed różnymi chorobami, w wielu badaniach badano związek między spożyciem owoców i warzyw a rozwojem CRC. Z jednej strony, istnieją badania, które sprzyjają pozytywnym skutkom owoców i warzyw, ale inne badania nie potwierdziły tej pozytywnej zależności (26).

Artykuł naukowy z 2000 r., w którym porównano wyniki 217 badań, wykazał, że łącznie 78 % z tych badań wykazało znaczne zmniejszenie ryzyka przy spożyciu co najmniej jednej kategorii oceny owoców lub warzyw (17).

W [latach 90. ubiegłego wieku] przeprowadzono duże badanie EPIC w 9 krajach europejskich. Przedmiotem badań były grupy: Owoce, warzywa, owoce i warzywa, rośliny strączkowe (soczewica, ciecierzyca, biała fasola...). Warzywa i ziemniaki nie zostały włączone do tych grup, a grupy zostały podzielone na 5 podgrup: warzywa liściaste (sałata, endywia, sałata...), owoce (pomidory, ogórki, cukinia, zielona fasola...), korzenie (marchew, buraki...), łodygi (kalafior, brokuły, kapusta...), warzywa, cebula i czosnek. W rezultacie ci, którzy spożywają więcej owoców i warzyw razem, mają mniejsze ryzyko wystąpienia CRC niż ci, którzy spożywają tylko owoce lub warzywa i owoce. W tym przypadku korelacja jest słaba. Pozytywne skojarzenia zaobserwowano u kobiet spożywających rośliny strączkowe. Regularne spożywanie zielonych warzyw liściastych może być korzystne w zapobieganiu CRC [64].

Wieloetniczne badanie kohortowe wykazało, że spożycie owoców i warzyw może mieć odwrotny wpływ na ryzyko wystąpienia CRC u mężczyzn, bardziej w okrężnicy niż w odbytnicy, co nie zostało stwierdzone u kobiet (56).

W wyniku systematycznego przeglądu przeprowadzonego w 2006 r. nie stwierdzono istotnego związku między konsumpcją warzyw lub owoców a ryzykiem wystąpienia CRC. Niższe ryzyko wystąpienia CRC z powodu spożywania owoców i warzyw zostało potwierdzone w 3 z 6 badań (49).

Analiza 14 badań kohortowych opublikowanych w 2007 r. nie potwierdza silnego związku między spożyciem owoców i warzyw a ryzykiem wystąpienia raka jelita grubego. Ryzyko może być mniejsze dla dystalnej okrężnicy (39).

Dieta bogata w owoce, żółte i ciemnozielone warzywa, cebulę i czosnek wiąże się z mniejszym ryzykiem wystąpienia gruczolaków jelita grubego, prekursora raka (50).

Nie ma jednego wspólnego dowodu na to, że spożycie owoców i warzyw może znacznie zmniejszyć ryzyko wystąpienia CRC. Jednak znaczenie spożywania owoców i warzyw pozostaje niezaprzeczalne.

5.2.3 Fiber

Błonnik pokarmowy jest składnikiem roślinnych środków spożywczych, które nie są rozkładane enzymatycznie w organizmie człowieka. Jednakże część błonnika pokarmowego może być rozprowadzana/fermentowana w jelicie grubym pod wpływem bakterii.

Włókna można podzielić na nierozpuszczalne i rozpuszczalne w zależności od ich rozpuszczalności w wodzie. Nierozpuszczalne włókna, np. celuloza, część hemiceluloz i lignina, ulegają tylko częściowej fermentacji. Rozpuszczalne włókna, np. pektyna, inulina, śluz roślinny i guma, mogą być fermentowane i produkować SCFA i gazy. SCFA są wykorzystywane głównie jako źródło energii dla kolonocytów, ich mniejsza część jest wchłaniana do krwiobiegu i przyczynia się do całkowitego zapotrzebowania człowieka na energię (14, 76).

Głównym źródłem błonnika są zboża i ich produkty, a także rośliny strączkowe, warzywa, owoce, ziemniaki i orzechy. Zalecana dzienna dawka dla osoby dorosłej w Republice Czeskiej wynosi 30 g/dzień (5).

Błonnik pokarmowy spełnia kilka funkcji w organizmie człowieka, niektóre z nich są antyrakotwórcze. Przykładowe funkcje: zwiększają sytość, zapobiegają zaparciom, regulują trawienie i wchłanianie węglowodanów, tłuszczów, minerałów i niektórych kwasów żółciowych, część błonnika jest poddawana fermentacji do SCFA, który jest źródłem energii dla kolonocytów, zwiększają zawartość chymu w jelicie, rozcieńczają szkodliwe substancje z pożywienia, skracają czas przejścia w jelicie cienkim, obniżają pH w jelicie itd. (8, 64).

Ze względu na wysokie zużycie włókien i niską częstość występowania CRC w krajach afrykańskich, przeprowadzono wiele badań badających wpływ zużycia włókien na częstość występowania CRC. Wyniki tych badań nie są do końca jasne.

Wynik analizy 13 potencjalnych badań kohortowych sugeruje, że spożycie błonnika pokarmowego nie zmniejsza ryzyka wystąpienia CRC (57). Wynik ten został również znaleziony w innym badaniu (62).

Według innego badania przeprowadzonego w Japonii i opublikowanego w 2007 roku, zwiększone spożycie błonnika wiąże się ze zmniejszeniem zachorowalności na raka, zwłaszcza w okrężnicy. Ten związek był widoczny u mężczyzn (80). Fakt, że większe korzyści z błonnika pokarmowego są bardziej oczywiste u mężczyzn wspiera obserwacje amerykańskich naukowców, którzy wyjaśnili wyniki badań przez ewentualny podział korzyści z błonnika pokarmowego (35).

Dane z badania przeprowadzonego w 22 krajach europejskich w 2003 r. wykazują, że ryzyko wystąpienia CRC zostało zmniejszone nawet o 40% przy dwukrotnie większym spożyciu włókien (> 30 g/dzień) (2, 26).

Oczywiste jest, że wyniki relacji pomiędzy zużyciem włókien a ryzykiem CRC nie są jasne. Niemniej jednak błonnik odgrywa nieodzowną rolę w spożywaniu żywności.

5.2.4 Mikroelementy

Znaczenie mikroelementów, takich jak witaminy i minerały w diecie jest dobrze znane. Dlatego też naukowcy skupili swoją uwagę na konkretnym obszarze, a mianowicie na wpływie mikroelementów na rozwój CRC.

W duńskim badaniu kohortowym badano działanie witaminy C, witaminy E, kwasu foliowego i **P-karotenu**. Znaczący związek znaleziono tylko w przypadku kwasu foliowego, który omówię później (66).

W australijskim badaniu zbadano wpływ dwóch grup pierwiastków, z których pierwsza zajmuje się syntezą, metylacją i naprawą DNA (folian, metionina, witaminy B6 i B12), a druga skupia się na właściwościach przeciwutleniających (selen, witaminy C i E, likopen). Kwas foliowy i metionina wykazały działanie ochronne w okolicy odbytu; witaminy B6, $_{Bi2}$, C, E oraz selen w okolicy okrężnicy i odbytu. Likopen nie wykazał żadnych skutków (40).

W ramach systematycznego przeglądu w 2008 r. zbadano wpływ suplementacji przeciwutleniaczami (witaminą A, C, E, **P-karotenem**, selenem) na zapobieganie CRC. Jego działanie ochronne nie zostało potwierdzone (4).

W metaanalizie z 2010 r. stwierdzono, że witamina B6, mówiąca o jej aktywnej formie we krwi w postaci pirydoksalu-5'-fosforanu (PLP), wiąże się z mniejszym ryzykiem wystąpienia CRC. W szczególności, ryzyko wystąpienia raka jelita grubego jest zmniejszone o 49% przy 100 pmol/ml poprzez zwiększenie poziomu PLP (44).

5.2.4.1 Witamina D i wapń

Witamina D jest ogólnym terminem określającym kalciol (witamina D3, cholekalcyferol) i ercalciol (witamina D2, ergocalciferol). Ercalciol jest produkowany w roślinach z ergosterolu i kalcylogii i powstaje w skórze z 7-dehydrocholesterolu w wyniku działania promieniowania UV. Kalcytryole są tylko wstępnym etapem działania własnych środków aktywnych, kalcytryoli, które powstają z kalcytów w wyniku hydroksylacji w wątrobie i nerkach. Kalcytriol ma swoje źródło w hormonie sterydowym, który jest uwalniany do krwi i zwiększa poziom wapnia i fosforanów w osoczu poprzez zwiększenie ich wchłaniania w jelicie. Głównymi czynnikami stymulującymi powstawanie calcitriolu są hipokalcemia i hipofosfatemia (14, 73).

Wapń pełni wiele funkcji w organizmie człowieka (składnik strukturalny kości i zębów, część pobudliwości nerwowo-mięśniowej, bierze udział w krzepnięciu krwi),.... a jego poziom we krwi (kalkaemia) jest regulowany przez trzy czynniki, z których jeden to tylko calcitriol, dwa pozostałe to przytarczyca i kalcytonina (73).

W ostatnich latach związek pomiędzy tymi mikroelementami a tematem nowotworów wysunął się na pierwszy plan. Ich działanie ochronne zostało wykazane w badaniach in vitro oraz w doświadczeniach na zwierzętach. Najnowsze badania epidemiologiczne starają się określić wpływ kontroli nowotworów na populacje ludzkie.

Według badań przeprowadzonych przez Narodowe Instytuty Zdrowia, ryzyko wystąpienia CRC jest niższe u osób spożywających więcej wapnia. W szczególności u mężczyzn ryzyko było o 20% niższe w porównaniu z tymi, którzy przyjmowali co najmniej 1500 mg wapnia dziennie poprzez dietę lub w postaci suplementów diety, w porównaniu z tymi, którzy otrzymywali tylko 500 mg/dzień. U kobiet ryzyko było o 30% niższe w porównaniu z tymi, którzy otrzymali dawkę 1900 mg/dzień i tymi, którzy otrzymali tylko 500 mg/dzień.

Z analizy 60 badań epidemiologicznych z 2009 r. wynika, że zwiększone spożycie mleka i przetworów mlecznych zmniejsza ryzyko wystąpienia raka jelita grubego. Wysokie spożycie wapnia miało większe działanie ochronne przed rakiem dystalnej części okrężnicy i odbytnicy. Zmniejszenie ryzyka związanego z przyjmowaniem wapnia było podobne w obu grupach (grupa z wapniem w diecie, grupa z dodatkowymi zasobami) (31).

Wcześniejsze ustalenia sugerują ochronne działanie witaminy D w odniesieniu do CRC. W metaanalizie badań obserwacyjnych stwierdzono, że osoby, u których stężenie 25-hydroksywitaminy D [25 (OH) D] w surowicy krwi było wyższe, miały mniejsze ryzyko rozwoju RK. Istnieje odwrotna zależność między poziomem surowicy a ryzykiem wystąpienia CRC. Optymalna chemoprewencja i leczenie mogą być związane z poziomem 100 nmol / 1 25 (OH) D w surowicy [3, 81].

Według danych amerykańskich, spożycie 2000 j.m./dobę witaminy D3 może prowadzić do 27% redukcji zachorowalności na raka jelita grubego (22). 1 IU odpowiada 0,025 np. wit.D

Ostatnie randomizowane badania wykazały, że suplementacja u kobiet po menopauzie w dawce 1100 j.m./dobę witaminy D3 w połączeniu z 1450 mg/dobę wapnia doprowadziła do 60-procentowego zmniejszenia częstości występowania wszystkich rodzajów inwazyjnych nowotworów (RR 0,40) (22).

Niektóre badania epidemiologiczne wykazały, że spożycie wapnia zmniejsza ryzyko powstawania polipów gruczolakowatych, ale jego wpływ może częściowo zależeć od spożycia witaminy D. Witamina D może również zmniejszać ryzyko wystąpienia raka jelita grubego, ale jest niezależna od obecności podwyższonego wapnia lub produktów mlecznych w diecie (27).

Mechanizm ochronnego działania wapnia i witaminy D jest bardzo skomplikowany i został opisany na około 10 różnych sposobów wpływających na rozwój kancerogenezy. Jako przykład można wymienić hamowanie proliferacji i różnicowania się komórek, stabilizację cyklu komórkowego, promowanie apoptozy itp. (22).

Możemy powiedzieć, że wystarczająca podaż wapnia i witaminy D ma pozytywny wpływ na rozwój CRC.

5.2.4.2 Kwas foliowy

Z duńskiego badania kohortowego wynika, że kwas foliowy (folian) może mieć działanie ochronne przed rakiem, w jelicie grubym, ale tylko wtedy, gdy jest stosowany w naturalnej diecie, a nie jako suplement diety (66). Obniżony poziom folianów może przyczynić się do rozwoju raka: zmiany w ekspresji genów, zwiększone uszkodzenie DNA i przerwy chromosomowe (23).

W metaanalizie z 2010 r., w której zbadano wpływ kwasu foliowego na zmniejszenie ryzyka CRC, stwierdzono, że nie ma dowodów na skuteczność kwasu foliowego w zapobieganiu gruczolakowi jelita grubego lub rakowi jelita grubego (10).

5.2.5 Probiotyki

Probiotyki to kultury żywych mikroorganizmów (MO), które mają pozytywny wpływ na zdrowie człowieka. Kultury te mogą zawierać mikroorganizmy takie jak Lactobacillus, Bifidobacterium, niektóre kokosy gram-dodatnie (np. enterokokoki) oraz drożdże typu Sacharomycces boulardii. Probiotyk MO musi być niepatogenny i nietoksyczny oraz powinien być odporny na niskie pH i sole żółci (20). Mechanizm ich działania jest złożony i związany z ich pracą w przewodzie pokarmowym. Jako przykład pozytywnego wpływu na zdrowie można wymienić: działanie przeciwbiegunkowe, poprawę trawienia laktozy u osób z nietolerancją laktozy, kwestionuje się również wsparcie układu odpornościowego, obniżenie poziomu cholesterolu, hamowanie wzrostu Helicobacter pylori, poprawę egzemy atopowej itp. (20, 60).

Głównymi źródłami probiotyków są fermentowane produkty mleczne (jogurt, kefir...), następnie sery twarde, kwaśne warzywa (np. kapusta) i fermentowane salami twarde.

Probiotykom często towarzyszą prebiotyki, które są niestrawnymi składnikami żywności pochodzenia węglowodanowego, służącymi jako substraty wzrostu dla probiotycznego MO. Prebiotyki i probiotyki są razem określane jako symbiotyki (5).

Działanie antynowotworowe probiotyków zostało wykazane w badaniach in vitro oraz w doświadczeniach na zwierzętach. Efekt u ludzi jest nadal przedmiotem aktualnych badań epidemiologicznych.

Niektóre badania sugerują, że spożycie sfermentowanych przetworów mlecznych zawierających laktobakterie i bifidobakterie zmniejsza ryzyko wystąpienia raka jelita grubego. Inne badania nie wykazały tego efektu ochronnego (55). Sposób, w jaki probiotyki mogą chronić przed rakiem jelita grubego, nie jest do końca jasny. Jest to prawdopodobnie związane ze zmianami w aktywności metabolicznej mikroflory jelitowej, zmianami warunków fizykochemicznych w jelicie grubym, powstawaniem SCFA i pobieraniem potencjalnych czynników rakotwórczych, zwiększoną odpornością itd. Można mówić o lepszym efekcie przy stosowaniu symbiotyków niż samych probiotyków (20).

W badaniu z 2008 roku przebadano 54 szczepy bakterii kwasu mlekowego w produktach mlecznych i ich zastosowanie probiotyczne w związku z rakiem jelita grubego. Szczepy *Enterococcus faecium* RM11 i *Lactobacillus fermentum* RM28 wykazały działanie antyproliferacyjne na komórki raka jelita grubego, dzięki czemu ich obecność mogła być wykorzystywana w celach profilaktycznych (72).

W szczegółowym artykule z 2009 r. poświęconym tej kwestii stwierdzono, że szczególny przypadek CRC nie jest przekonywującym dowodem na rolę probiotyków w zapobieganiu CRC. Nie jest to zaskakujące, biorąc pod uwagę długi okres rozwoju raka (10-25 lat) i stosunkowo niedawne wprowadzenie na rynek profesjonalnych pro- i prebiotyków (1).

Przeprowadzono obserwację pacjentów z polipektomią (n = 43) oraz pacjentów z rakiem jelita grubego (n = 37). Otrzymywali oni symbiotyki przez 12 tygodni, następnie oceniano wyniki badań krwi i stolca przed, w trakcie i po leczeniu symbiotykami. Wniosek był taki, że symbiotyki prowadzą do pozytywnych zmian w niektórych biomarkerach barwnikowych. Symbiotyki mogą mieć pozytywny wpływ na pacjentów z podwyższonym ryzykiem wystąpienia raka jelita grubego (63).

Antykarcynogenne działanie pre-, pro- i symbiontów u ludzi jest prawdopodobne i dopiero w ciągu najbliższych kilku lat okaże się, czy założenie to zostanie potwierdzone, szczegółowo wyjaśnione i uzupełnione o konkretne zalecenia w ramach profilaktyki pierwotnej 1, 63).

5.3 Chemoprevention

"Chemoprevention" definiuje się jako specyficzne zastosowanie chemikaliów w celu zapobiegania, hamowania lub cofania rakotwórczości. ". Powinna ona być jak najbardziej specyficzna dla tkanki docelowej, co powinno mieć również zastosowanie do małych dawek w celu uniknięcia niepożądanych skutków. Zazwyczaj używa się go u stosunkowo długich zdrowych wolontariuszy lub u wolontariuszy z wysokim ryzykiem CRC (34).

5.3.1 Niesteroidowe leki przeciwzapalne i inhibitory cyklooksygenazy-2

Niesteroidowe leki przeciwzapalne (NLPZ) są często stosowane do tłumienia bólu, gorączki i stanów zapalnych. Związki te działają poprzez hamowanie enzymu cyklooksygenazy (COX), który tworzy prostaglandyny (PG) z kwasu arachidonowego. COX występuje w organizmie w dwóch formach: COX-1 i COX-2: COX-1 jest odpowiedzialny za powstawanie prostaglandyn w warunkach bazowych. Aktywność COX-2 jest związana ze stanem zapalnym, owulacją i rakotwórczością jelita grubego. Według ekspertów, zwiększona ekspresja COX-2 została wykazana w 90% przypadków raka sporadycznego i 40% gruczolaków. Podwyższone stężenia COX-2 i prostaglandyn, zwłaszcza PGE 2 i PGF 2, stwierdzono u pacjentów z FAP (34, 79).

Do NSAIDs zaliczamy np. kwas acetylosalicylowy, ibuprofenum itp. Przeprowadzono szereg badań w celu zbadania wpływu samych tylko NLPZ oraz działania specyficznych inhibitorów COX-2 (celokoksybu, rofekoksybu, ...).

Opublikowane badania badające wpływ długotrwałego stosowania aspiryny (325 mg co drugi dzień lub 500 mg trzy razy w tygodniu lub co najmniej 8 gramów przez miesiąc po okresie 7-12 lat) wykazały, że takie spożycie może zmniejszyć ryzyko wystąpienia CRC do 50% (70).

Przegląd systematyczny z 2007 roku, porównujący wyniki badań opublikowanych w latach 1966-2006, pokazuje, że NLPZ i inhibitory COX-2 zmniejszają częstość występowania gruczolaków w okrężnicy. Same NSAID również zmniejszają częstość występowania CRC. Zmniejszenie ryzyka zachorowania na CRC waha się w granicach 30-40%. Jednak w niektórych badaniach stosowanie tego leku może być łączone z problemami żołądkowo-jelitowymi i sercowo-naczyniowymi. Szczególnie w przypadku inhibitorów COX-2: ostrego zawału serca, udaru mózgu, nadciśnienia tętniczego, zastoinowej niewydolności serca, obrzęku i zakrzepicy; przy problemach żołądkowo-jelitowych, zwłaszcza przy przyjmowaniu NLPZ, krwawieniu w GIT i wrzodach trawiennych. W tym przypadku należy zatem rozważyć korzyści i ryzyko związane z chemoprevention (65).

W metaanalizie randomizowanych badań w 2009 r. stwierdzono, że stosowanie aspiryny u osób z wywiadem rodzinnym może pomóc w zapobieganiu gruczolakom jelita grubego i odbytnicy (11). Ryzyko nawrotu gruczolaka u pacjentów przyjmujących aspirynę w porównaniu z pacjentami przyjmującymi placebo wynosi 0,655, niezależnie od dawki, zgodnie z metaanalizą (21).

Pozytywny wpływ NLPZ i COX-2 poprzez zmniejszenie ryzyka wystąpienia CRC jest oczywisty, ale należy się spodziewać jego negatywnych skutków. W związku z tym wskazane jest określenie, dla kogo właściwe jest stosowanie tych leków, jaka jest najmniejsza dawka skuteczna, w jakim wieku należy rozpocząć chemoprevention itp. Kwestią do rozważenia w przyszłych badaniach jest to, czy chemoprewencja tych substancji stanie się rutynowa, czy będzie stosowana tylko w przypadku osób z pozytywną historią rodzinną, czy też w celu znalezienia innych substancji, które są bardziej odpowiednie jako chemoprewencja.

6 Część praktyczna

6.1 Wprowadzenie

W ostatnich latach Republika Czeska zajęła wiodącą pozycję w zakresie zachorowalności na raka jelita grubego. Wraz z innymi nowotworami złośliwymi, CC jest drugą najczęstszą przyczyną zgonów. Pierwsze z nich to choroby układu sercowo-naczyniowego.

Program badań przesiewowych w celu wczesnego wykrycia tej choroby działa w CR od 2000 r. i jest znany jako profilaktyka wtórna.

Ze względu na fakt, że zapadalność na raka jelita grubego rośnie z roku na rok, konieczne jest zwiększenie świadomości społecznej w tym zakresie, w tym na poziomie profilaktyki pierwotnej, która ma wpływ na przyczynę choroby.

6.2 Cel

Celem części praktycznej pracy jest określenie wiedzy na temat profilaktyki raka jelita grubego na próbce zdrowej populacji. W szczególności chodzi o czynniki ryzyka i ochrony, które wpływają na powstawanie/wyhamowanie choroby, ogólną ocenę znaczenia profilaktyki, wiedzę na temat możliwości wykonania kolonoskopii oraz gotowości do poddania się kolonoskopii.

6.3 Osoby badane i metodologia

Badanie zostało przeprowadzone w kwietniu 2010 r. za pomocą badania ankietowego (zob. załącznik I). Kwestionariusz został rozdany osobiście lub przesłany pocztą elektroniczną. Respondenci zostali poinstruowani o prawidłowym wypełnieniu kwestionariusza. Ogółem przeprowadzono wywiady z 86 osobami (46 kobiet i 40 mężczyzn) w różnym wieku i o różnym wykształceniu. Badanie zostało przeprowadzone za pomocą kwestionariuszy w kwietniu 2010 r. (zob. załącznik I).

Kwestionariusz składa się z 10 pytań i jest podzielony na dwie części. Część I zawiera pytania dotyczące wieku, płci i najwyższego poziomu wykształcenia. Część II zawiera pytania zamknięte dotyczące czynników profilaktyki pierwotnej, profilaktyki wtórnej oraz uniwersalnego znaczenia profilaktyki.

Do przetwarzania i oceny wyników użyto programu Microsoft Excel.

Rys. 7. Charakterystyka grupy według płci i kategorii wiekowych

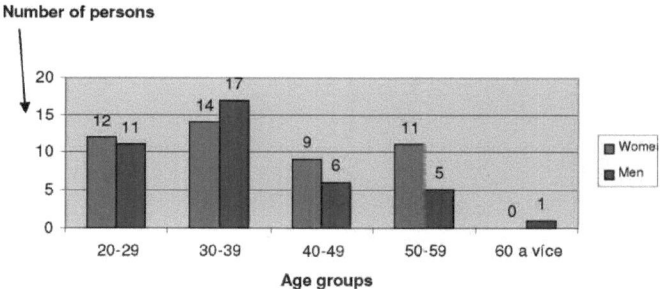

Rys.8: Charakterystyka grupy według wykształcenia - kobiety

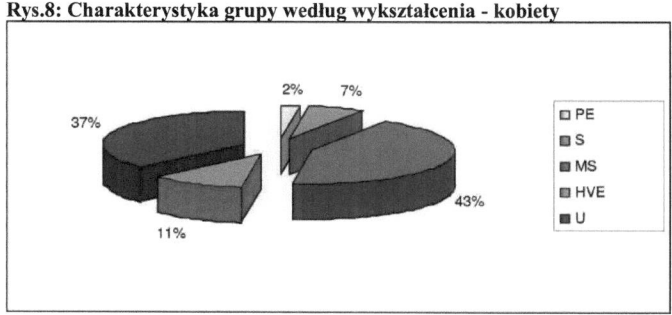

Rys.9: Charakterystyka grupy według wykształcenia - mężczyźni

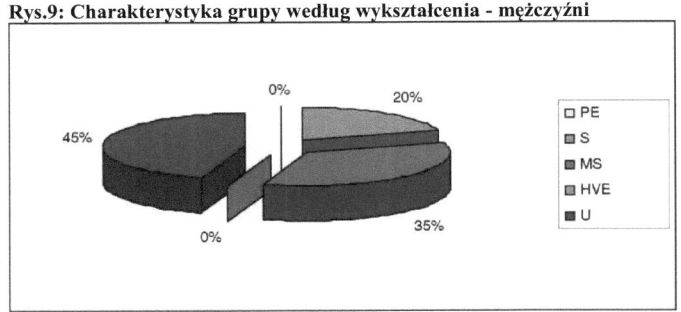

6.4 Wyniki

6.4.1 Wiedza na temat czynników ryzyka wystąpienia raka jelita grubego

Wiedzę na temat czynników ryzyka zbadano w pytaniu nr 4. Częstotliwość odpowiedzi w podziale na wykształcenie, płeć i ogólną liczbę poszczególnych czynników przedstawiono w tabeli. 2 i zakładki. 3.

4. *Czy wiesz, które z tych czynników mogą być czynnikami ryzyka dla rozwoju raka jelita grubego? Możliwe jest zawężenie dalszych odpowiedzi.*

a) Palenie (cygaro, cygaro, fajka wodna)

b) Alkohol

c) brak aktywności fizycznej

d) niewystarczające spożycie owoców i warzyw

e) Niedobór błonnika w diecie

f) Nadwaga, otyłość

g) Spożycie czerwonego mięsa (wieprzowiny, wołowiny, jagnięciny) i przetworzonego mięsa

h) nadmierna ilość tłuszczu w diecie

i) inni (pisać) ....

j)Nie wiem.

Tab.2: Częstotliwość **odpowiedzi na pytanie 4 - Kobiety**

	PE	S	MS	PDB	U	Łącznie	% całkowitej liczby zainteresowanych kobiet
a	1	2	10	3	9	25	54
b	0	1	10	4	3	18	39
c	1	0	9	5	10	25	54
d	0	0	13	3	9	25	54
e	1	1	17	4	13	36	78
f	0	1	11	4	9	25	54
g	1	1	11	3	3	19	41
h	0	2	5	4	6	17	37
i	0	0	*	0	0	1	2
j	0	0	0	0	3	3	7

* pikantne jedzenie

Uwaga: Symbole są objaśnione na liście skrótów

Tab.3: Częstotliwość odpowiedzi na pytanie 4 - mężczyźni

	PE	S	MS	PDB	U	Łącznie	% całkowitej liczby danego mężczyzny
a	0	4	6	0	11	21	53
b	0	2	4	0	7	13	33
c	0	1	9	0	11	21	53
d	0	3	5	0	10	18	45
e	0	4	12	0	16	32	80
F	0	3	8	0	11	22	48
g	0	1	2	0	8	11	28
h	0	1	3	0	10	14	35
I	0	0	0	0	*	3	8
J	0	1	0	0	0	1	3

* pozytywna historia rodzinna, zaawansowany wiek, siedzący zawód

6.4.2 Wiedza na temat czynników ochronnych w raku jelita grubego

W pytaniu nr 5 zbadano znajomość czynników ochronnych, a w zakładce przedstawiono częstotliwość odpowiedzi w podziale na wykształcenie, płeć i ogólną liczbę poszczególnych czynników. 4 i zakładka. 5.

5. *Czy wiesz, który z tych czynników może przeciwdziałać rozwojowi raka jelita grubego? Możliwe jest zawężenie dalszych odpowiedzi.*

a) regularna aktywność fizyczna   f) Probiotyki

b) Spożycie owoców i warzyw   g) Kwas foliowy

c) odpowiednia waga ciała   h) inni (pisać).

d) dostateczna ilość błonnika w diecie   i) Nie wiem.

e) Witamina D a Wapń

Tab.4: Częstotliwość odpowiedzi na pytanie 5 - Kobiety

	PE	S	MS	PDB	U	Łącznie	% całkowitej liczby zainteresowanych kobiet
a	1	1	12	4	10	28	61
b	1	2	15	5	10	33	72
c	0	0	13	5	9	27	59
d	1	2	19	5	13	40	87
e	0	0	0	0	0	0	0
f	0	0	6	2	7	15	33
g	1	0	2	1	1	5	11
h	0	0	0	0	0	0	0
i	0	0	0	0	3	3	7

Tab.5 Częstotliwość odpowiedzi na pytanie 5 - mężczyźni

	PE	S	MS	PDB	U	Łącznie	% całkowitej liczby danego mężczyzny
a	0	2	12	0	14	28	70
b	0	4	8	0	12	24	60
c	0	3	9	0	10	22	55
d	0	5	11	0	17	33	83
e	0	0	0	0	2	2	5
f	0	0	1	0	6	7	18
g	0	1	1	0	2	4	10
h	0	0	0	0	*	4	10
i	0	1	0	0	0	1	3

- antyoksydanty, witamina C, witamina E, aby uniknąć stresu

6.4.3   Wiedza na temat testu na krew okultystyczną w kale

Test na krew okultystyczną w kale jest przedmiotem pytań nr 6 i nr 7, których celem jest ustalenie, ilu respondentów wie o problemie lub przynajmniej słyszało o nim oraz czy respondenci wiedzą, kto może im dostarczyć ten test.

Rys. 10. znajomość testu na krew okultystyczną w stolcu

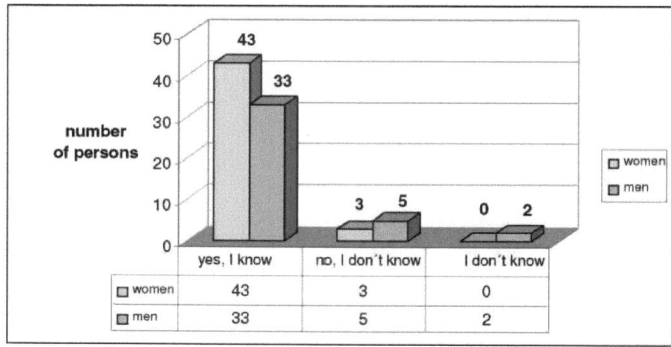

	yes, I know	no, I don't know	I don't know
women	43	3	0
men	33	5	2

Rys. 11. Wiedza lekarza, który może zbadać krew okluzyjną na

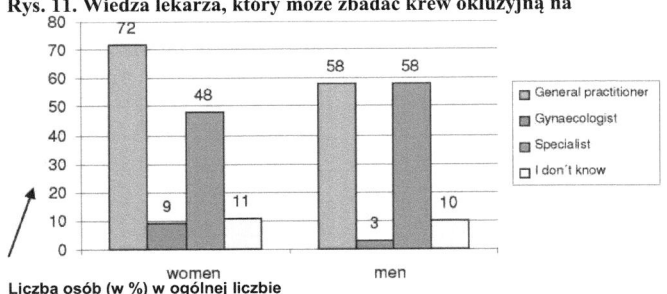

Liczba osób (w %) w ogólnej liczbie

6.4.4 Wiek wczesnych kontroli profilaktycznych, gotowość do poddania się kolonoskopii

Pytanie nr 8 poświęcone jest zrozumieniu wieku, w którym pożądane jest rozpoczęcie regularnego nadzoru profilaktycznego u osób bezobjawowych. W pytaniu nr 9 badano gotowość respondentów do poddania się kolonoskopii. Wyniki badania przedstawiono na rys. 12, 13 i 14.

Rys. 12. znajomość wieku, w którym pożądane jest rozpoczęcie nadzoru profilaktycznego u osób bezobjawowych

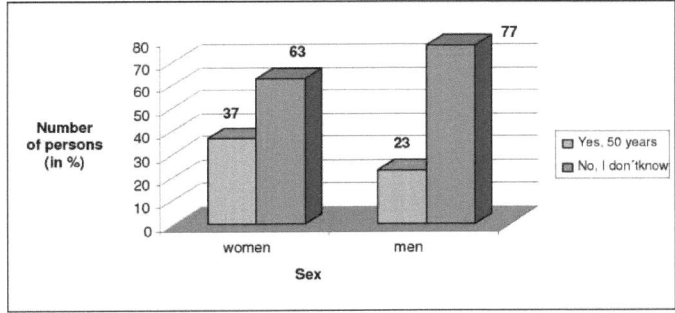

Rys. 13. gotowość do wykonania kolonoskopii - kobiety

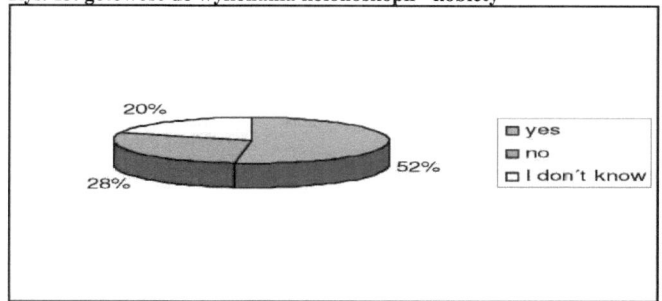

Rys. 14. gotowość do wykonania kolonoskopii - mężczyźni

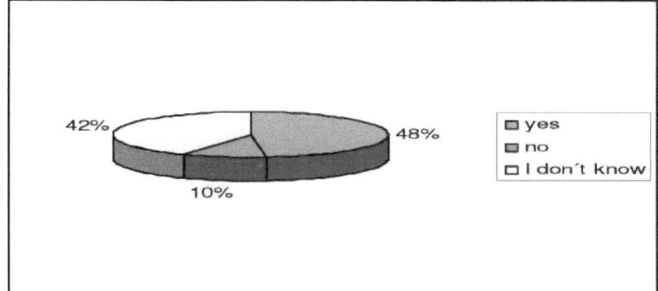

6.4.5 Uznanie znaczenia profilaktyki raka jelita grubego

Ocena znaczenia profilaktyki jest poświęcona pytaniu nr 10. 98% respondentów w kategorii kobiet i mężczyzn uznało profilaktykę za użyteczną.

10. Czy uważasz, że profilaktyka (zasady zdrowego stylu życia, regularne badania...) ma jakiś wpływ w przypadku raka jelita grubego?

Rys.15. Znaczenie profilaktyki raka jelita grubego

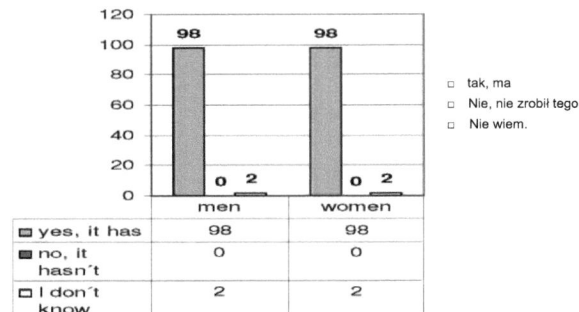

	men	women
▣ yes, it has	98	98
■ no, it hasn´t	0	0
☐ I don´t know	2	2

tak, ma
Nie, nie zrobił tego.
Nie wiem.

7 Dyskusja

Jeśli chcemy ograniczyć liczbę zgonów z powodu raka jelita grubego, należy nie tylko nie doceniać roli profilaktyki wtórnej, ale także zwiększać świadomość społeczną na temat czynników, które mogą mieć wpływ na tę chorobę i dostarczać społeczeństwu wytycznych, których powinno się przestrzegać w celu zapobiegania rakowi jelita grubego.

Przygotowując ankietę do praktycznej części pracy, przeprowadziłem badanie pilotażowe, zwracając się do kilku osób i pytając je, co wiedziały o problemach z rakiem jelita grubego. Czy wiedzieli, co oznacza ten termin, jakie czynniki mogą mieć wpływ na powstawanie/usuwanie się choroby, czy kiedykolwiek słyszeli o kolonoskopii i czy znali kogoś w swoim sąsiedztwie, u kogo zdiagnozowano chorobę. Wyniki były bardzo zaskakujące. Ogólnie rzecz biorąc, większość respondentów nie miała pojęcia, co oznacza termin "rak jelita grubego". Dlatego użyłem nawiasów w kwestionariuszu, aby zdefiniować to pojęcie. Spośród czynników, które mogą w jakiś sposób wpływać na powstawanie/wyhamowanie choroby, większość respondentów wymieniła te, które na ogół odnoszą się do prawidłowego funkcjonowania okrężnicy: dużo błonnika, zwłaszcza z owoców i warzyw, wystarczające spożycie płynów, regularne ćwiczenia i spożycie produktów probiotycznych. Pytani o test jelita grubego, wielu respondentów nie miało pojęcia, że taki test istnieje. Ci, którzy byli z tym trochę zaznajomieni, wspominali o kolonoskopii. Tylko kilka osób wiedziało o kolonoskopii badając krew okultystyczną w kale, szczególnie osoby starsze lub te, które zostały poinformowane przez kogoś z sąsiedztwa. Spotkałem kilka osób z wielkim zainteresowaniem tym tematem, byli to ci, którzy mieli kogoś w swoim sąsiedztwie, kto cierpiał na tę chorobę. Osoby te zapytały szczegółowo, co powoduje chorobę i co można zrobić, aby jej zapobiec.

Na podstawie tych informacji sporządziłam kwestionariusz z 10 pytaniami, które przekazałam 86 zdrowym ludziom o różnej płci, wieku i wykształceniu. Wyniki ankiety stanowiły tło dla praktycznej części pracy.

Teraz indywidualnie podchodzę do uwag i dyskusji na temat pytań zawartych w kwestionariuszu.

W pytaniu nr 4 zbadano wiedzę na temat czynników ryzyka. Największe czynniki ryzyka, które zgłosiło ponad 50% respondentów, to brak błonnika pokarmowego w diecie, brak owoców i warzyw, brak aktywności fizycznej, nadwaga/otałość i palenie tytoniu. Niektórzy mówili nawet, że ryzykiem może być pozytywna historia rodzinna i wyższy wiek. Przeciwnie, spożycie alkoholu i czerwonego mięsa nie zostało uznane przez respondentów za istotny czynnik ryzyka.

W pytaniu nr 5 zbadano znajomość czynników ochronnych. Największy efekt ochronny, ponad 50%, przypisywano osobom, o których mówiono, że są regularnie aktywne fizycznie, mają wysoki udział błonnika, owoców i warzyw w diecie i mają odpowiednią masę ciała. Najmniejsze działanie ochronne przypisywano witaminie D, wapniowi, kwasowi foliowemu i probiotykom. Ostatnie badania sugerują korzystny wpływ tych czynników. Jednym z powodów, dla których nie wymieniono wapnia i witaminy D, może być fakt, że elementy te są dobrze znane w kontekście zdrowych kości.

Byłem mile zaskoczony odpowiedziami na pytanie nr 6, które dotyczyło znajomości testu na krew okultystyczną w stolcu. 93% kobiet i 83% mężczyzn stwierdziło, że wiedzieli o tym teście lub przynajmniej o nim słyszeli, więc uprzedzenia z badania pilotażowego nie zostały udowodnione - myślałam, że większość ludzi nie wiedziała o tym teście. W następnym numerze, kiedy zapytałem respondentów, czy wiedzą, kto może dostarczyć im ten test, miałem nieco odwrotne odczucie. Większość z nich wiedziała, że ten test może być wykonany przez lekarza ogólnego, ale jako druga możliwość, specjalista został poinformowany, że tak nie jest w przypadku tego testu. Prawidłową odpowiedzią powinien być nadal ginekolog, o czym donosiła jedynie znikoma mniejszość. Myślę, że korzystne byłoby umieszczenie ulotek na gFOBT / iFOBT w poczekalniach ginekologów. Dlatego zaprojektowałem w tym celu ulotkę informującą o raku jelita grubego i jego zapobieganiu (patrz załącznik II).

Pytana o wiek i regularne monitorowanie profilaktyki u osób bezobjawowych (pytanie nr 8), stwierdziłam, że 63% kobiet i 77% mężczyzn nie wie, że granica wieku wynosi 50 lat. Od 55 roku życia pacjent może bezpośrednio zdecydować się na kolonoskopię, która jest objęta ubezpieczeniem. W pytaniu nr 9 pytałem o pomysł przeprowadzenia kolonoskopii. 52% kobiet i 48% pacjentów byłoby skłonnych poddać się temu badaniu.

Ostatnie pytanie dotyczyło znaczenia profilaktyki w ogóle. 98% mężczyzn i kobiet stwierdziło, że uważają profilaktykę raka jelita grubego za wartościową.

Gdybym miał podsumować wyniki ogólnej świadomości na temat zdrowej próby populacji, musiałbym powiedzieć, że wiedza na temat tych problemów była przeciętna, raczej poniżej średniej. Więcej wiedzy znalazłem wśród osób starszych i z wyższym wykształceniem, ale również w części studentów znalazłem grupę osób, które są absolutnie nieświadomi tego problemu i nie znają nawet podstawowych rzeczy, w porównaniu z osobami, które mają tylko nauczanie.

Moim zdaniem pożądane jest, aby przyszłe projekty koncentrowały się na zapewnieniu wszystkim ludziom wystarczających informacji, co może ostatecznie doprowadzić do zmniejszenia zachorowalności na raka jelita grubego. Z własnego doświadczenia mogę powiedzieć, że większość ludzi zaczyna się interesować tą kwestią, gdy problem pojawia się u nich samych lub u ich krewnych, a czasami jest już za późno, by cokolwiek z tym zrobić.

8 Wniosek

Rak jelita grubego to jedna z wielu diagnoz raka. Jej zachorowalność rośnie z roku na rok, a Republika Czeska jest jednym z liderów w zakresie zachorowalności na tę chorobę.

Podstawowym problemem raka jelita grubego jest to, że jego obecność pozostaje niewykrywalna przez długi czas. Może istnieć wiele różnych objawów, które mogą wskazywać na obecność CRC, ale zazwyczaj pojawiają się one dopiero wtedy, gdy CRC jest już w zaawansowanym stadium i wtedy sukces leczenia jest niepewny. Konieczne jest zatem przywiązywanie wagi do roli zapobiegania.

W rozwoju raka jelita grubego biorą udział wewnętrzne i zewnętrzne czynniki ryzyka. Czynniki wewnętrzne, takie jak wiek, dodatni wywiad rodzinny i obecność nieswoistych zapaleń jelit, nie są łatwe do opanowania. Czynniki zewnętrzne, takie jak nawyki żywieniowe i styl życia w ogóle, można uznać za w dużej mierze możliwe do uniknięcia, a ostatnio zwrócono uwagę na te elementy, które stanowią podstawę profilaktyki pierwotnej.

Czynniki prewencji pierwotnej można podzielić na czynniki ryzyka, ochronne i chemiczne. Czynniki ryzyka są następujące: Wędzenie, nadmierne spożycie alkoholu, nadwaga / otyłość oraz częste spożywanie czerwonego mięsa i wędlin, szczególnie w przypadku przetwarzania z wykorzystaniem nieodpowiednich technik kulinarnych. Czynniki ochronne można uznać za przeciwne do czynników ryzyka. Można również oczekiwać efektu ochronnego przy regularnej aktywności fizycznej, wystarczającej wspólnej konsumpcji owoców i warzyw, wystarczającej podaży witaminy D i wapnia, kwasu foliowego (w jego naturalnej formie) oraz obecności symbiontów (pre i probiotyków) w diecie. Zgodnie z aktualnymi badaniami znaczenie błonnika pokarmowego, tłuszczów i przeciwutleniaczy jest niespójne. Oczekuje się raczej neutralnego niż pozytywnego efektu. Wystarczającym wskaźnikiem pozytywnego działania jest stosowanie niesteroidowych leków przeciwzapalnych i inhibitorów cyklooksygenazy-2, ale ze względu na ich niekorzystne działanie, ich stosowanie jest na ogół nieodpowiednie. Mogą one ckazać się korzystne u osób z pozytywną historią rodzinną, ale konieczne jest określenie zasad ich stosowania i niedopuszczenie do tego, aby skutki uboczne przewyższały te pozytywne.

Praktyczna część tej pracy pokazała, że świadomość populacji na temat raka jelita grubego jest przeciętna, a raczej poniżej średniej, i dobrze byłoby skupić się na większej ilości edukacji w tej dziedzinie, co mogłoby następnie doprowadzić do zmniejszenia zachorowalności i śmiertelności z powodu tej choroby.

9 Bibliografia

1. ALLSOPP, P. - ROWLAND, I. Możliwe ochronne działanie probiotyków i prebiotyków przeciwko rakowi jelita grubego. W prebiotykach *i probiotykach nauka i technologia*. Nowy Jork: Springer, 2009. 997-1048 s.

2. BINGHAM, S.A. i inni Błonnik pokarmowy w żywności i ochrona przed rakiem jelita grubego w Europejskim Prospektywnym Badaniu Raka i Żywienia (EPIC): badanie obserwacyjne. *Lancet,* 2003, roc.361, **c.** 9368, str. 1496-1501.

3. BISCHOFF-FERRARI, H. Wpływ witaminy D na zdrowie. *Terapia dermatologiczna,* 2010, Roc.23, **c.** 1, s. 23-30.

4. BJELAKOVIC, G. Et al. Przegląd systematyczny: Pierwotna i wtórna profilaktyka nowotworów przewodu pokarmowego za pomocą suplementów antyoksydacyjnych. *Farmakologia i terapia pokarmowa,* 2008, Roc.28, c.6, s. 689 -703.

5. BLATTNA, J et al. *Vyziva na zacatku 21.stoleti aneb o vyzivé aktualně a se zarukou.* Praga : Spolecnost pro vyzivu, Nadace NutriVIT, 2005. 79s. JESTBN 80-239-6202-7

6. BONGAERTS, B.C.W. et al. Spożycie alkoholu, rodzaj napoju alkoholowego i ryzyko wystąpienia raka jelita grubego w niektórych podpunktach. *International Journal of Cancer,* 2008, ROC. 123, **c.** 10, s. 2411-2417.

7. BOTTERI, E. et al. Palenie i rak jelita grubego: meta-analiza. *Jama Journal of the American Medical Association,* 2008, Roc.300, **c.** 23, s. 2765-2778.

8. BOWMAN B. - RUSSEL R. *Aktualna wiedza w zakresie żywienia.* Washington: ILSI Press, 2001. 805 s. JESTBN 1-57881-107-4

9. KALZIUM I DARMKREBS. *Nutrition Action Health Letter,* 2009, roc.36, **c.** 5, s.11.

10. Metaanaliza CAROLL, C. i in.: Kwas foliowy w chemoprewencji gruczolaków jelita grubego i raka jelita grubego Alimentary Pharmacology and Therapeutics, 2010, roc.31, **c.** 7, s. 708- 718.

11. COLE, B.F. Aspiryna do chemoprevention of colorectal adenoma: meta-analiza badań z randomizacją. *Journal of the national cancer institute,* 2009, roc.101, **c.** 4, p.256- 266.

12. **CESKA** ONKOLOGICKA SPOLECNOST. Rakovina tlustého stfeva a konecniku. [cyt. 12.1.2010] Dostępne w Internecie: http: //www.linkos.cz/pacienti/traveni

13. *Dieta, odżywianie i profilaktyka chorób przewlekłych*: Sprawozdanie ze wspólnych konsultacji ekspertów WHO/FAO. Genewa: Światowa Organizacja Zdrowia, c2003 r. 149 s. ISBN 92-4-120916-X (str.96-97)

43

14. DOSTAL, J. - KAPLAN, P. a kol. *Lékarska chemie II*. Brno: Masarykova univerzita, 2003. 223 s. JESTBN 80-210-2731-2

15. DUSEK, L. et al. *epidemiologia zhoubnych nadorü przeciwko Ceské republice* [online]. Masarykova univerzita, [2005], [cyt. 8.11.2009] Dostępne na stronie internetowej: http://www.svod.cz.

16. FERRARI, P. et al. Dożywotnie i podstawowe spożycie alkoholu oraz ryzyko wystąpienia raka jelita grubego i odbytnicy w europejskim prospektywnym dochodzeniu w sprawie raka i żywienia (EPIC) *International Journal of Cancer*, 2007, roc.121. c. 9, s. 2065-2072.

17. FIALA J. - BRAZDOVA, Z. Vyziva v prevenci nadorovych onemocněnl. *Klinika onkologii*. 2000, RK.13 , c. Wydanie specjalne 2000, str.8-16.

18. FIALA, J. Jak vyziva ovlivnuje riziko onemocněnl rakovinou Cast prvnl - popis podle hlavnlch nadorovych onemocněnl *Vyziva a potraviny*, 2008, roc. 63, c. 4, s. 86-87.

19. FIALA, J. Jak vyziva ovlivnuje riziko onemocněnl rakovinou Ciśnienie rzucania - popis podle wyziwowycz factoru. *Vyziva a potraviny*, 2008. ROC. 63, c. 5, s. 114-116.

20. FOTIADIS, C.I et al. Rola probiotyków, prebiotyków i synbiotyków w chemoprewencji raka jelita grubego. *World Journal of Gastroenterology*, 2008, Rok.14, c. 42, s. 6453-6457.

21. GAO, F. i inni. Wpływ aspiryny na nawroty gruczolaków jelita grubego: meta-analiza randomizowanych badań kontrolowanych *Colorectal disease*, 2009, roc.11, c. 9, s. 893-901.

22. GARLAND, F.C. i inne Witamina D dla profilaktyki nowotworowej: perspektywa globalna. *Annale Epidemiologii*, 2009, Rok.19, ok. 7, s. 468-483.

23. GEISSLER C. - POWERS H. *Human Nutrition*. Edynburg ; Nowy Jork : Elsevier/Churchill Livingstone. 2005. 743 s. ISBN 0-443-07356-2

24. GERBER, M. Papier informacyjny na temat całkowitej zawartości tłuszczu, spożycia kwasów tłuszczowych i raka. *Roczniki żywieniowe i metaboliczne*, 2009, roc.55, c.1-3, s. 140-161.

25. HARRIS, D.J. et al. Czynniki stylu życia i ryzyka raka jelita grubego (1): przegląd sytematyczny i meta-analiza związków z indeksem masy ciała. *Kolorektale Erkrankung*, roc.11, c. 6, s.547- 563.

26. HEBER D. *Onkologia żywieniowa*. Amsterdam ; Boston : Elsevier Academic Press, 2006. 822 s. ISBN-13 : 978-0-12-088393-6

27. HOLT, P.R. Nowe wyniki badań nad wapniem, mlekiem i rakiem okrężnicy. *World J Gastroenterol*, 2008, rok.14, c. 28, s... 4429-4433.

28. HORKY, D. - CECH, S. *Mikroskopijna anatomia*. Brno: Masarykova univerzita, 1999. 354 s. JESTBN 80-210-2208-6

29. HOWARD, R.A. et al. Aktywność fizyczna, brak ruchu i ryzyko wystąpienia raka jelita grubego i odbytnicy w badaniu NIH AARP dotyczącym żywienia i zdrowia. *Cancer Causes and Control*, 2008,

Rok.19, c.9, s. 939-53.

30. HRUBA, D. Koufeni a zhoubné bujeni. *Klinika Onkologii*. 2000, rok.13 , **c.** Zvlastni **cislo** 2000, s.2-4

31. HUNCHAREK, R. et al. Colon cancer risk and dietary intake of calcium, vitamin D and dairy products: Meta-analiza 26 335 przypadków z 60 badań obserwacyjnych. *Żywienie i rak,* 2006, rok, rok 61, **c.** 1, str. 47-69.

32. CHAO, A. et al. : Ilość, rodzaj i czas aktywności fizycznej w czasie wolnym związanej z rakiem jelita grubego u osób starszych: Drugie Badanie Profilaktyki Raka II Kohorta Żywieniowa. *Cancer epidemiology biomarkers & prevention, 2004, ok.* 13, c.12, s. 2187-2195.

33. CHO, E.Y. et al. spożycie alkoholu rak jelita grubego: zbiorcza analiza 8 badań kohortowych. *Annals of Internal Medicine,* 2004, roc.140, **c.** 8, str. 603-613.

34. JABLONSKA, M. a kol. *Rak jelita grubego : casna diagnóza a prevence.* Praha: Grada, 2000. 456 s. JESTBN 80-7169-777-X

35. JACOBS, ET et al Fibro-, gruczolakorak narządów płciowych i jelita grubego: Wyniki analizy zbiorczej. *American Journal of Clinical Nutrition,* 2006, ROC.83, **c.** 2 , str. 343-349.

36. KANKOWA, K. a kol. *Patologicka fyziologie pro bakalarské studijni programy.* Brno: Masarykova univerzita, 2007. 161 s. JESTBN 978-8-210-3112-8

37. KOMPRDA, T. *Vyzivou ke zdravi.* Velké Bilovice : TeMi CZ, s.r.o. 2009. 112 s. JESTBN 978-8087156-41-4

38. KONECNY, M. a kol. Częstość występowania *nadorü przeciwko Republice Czeskiej: Częstość występowania raka w Republice Czeskiej: 1989-2005-2015* Brno: Pfirodovědecka fakulta Masarykovy University, 2008. 68 s. JESTBN 978-80-903255-2-4

39. KOUSHIK, A. et al. fruit, vegetables and colorectal cancer risk in a pooled analysis of 14 cohort studies. *Journal of the national cancer institute,* 2007, roc.99, **c.** 19, p.1471-1483.

40. KUNE, G. - Watson, L. Colon działanie ochronne na raka jelita grubego oraz mikroelementy diety: folian, metionina, witaminy B6, B12, C, E, selen i likopen. *Żywienie i rak,* 2006, Roc.56, **c.** 1, str. 11-21.

41. LARSSON, S.C - WOLK, A. Spożycie mięsa i ryzyko raka jelita grubego: meta-analiza badań perspektywicznych. *International Journal for Cancer,* 2006, roc.119, **c.** 11, str. 2657-2664.

42. LARSSON, S.C - WOLK, A. Otyłość i ryzyko wystąpienia raka jelita grubego i odbytnicy: meta-analiza badań prospektywnych *American journal of clinical nutrition,* 2007, roc.86, **c.** 3, s. 556-565.

43. LARSSON, S.C et al Aktywność fizyczna, otyłość i ryzyko wystąpienia raka jelita grubego i odbytnicy w kohorcie szwedzkich mężczyzn. *European Journal of Cancer,* 2006, ok. 42, **c.**15, s. 2590-2597.

44. LARSSON, S.C. et al. Witamina B6 i ryzyko raka jelita grubego: meta-analiza badań prospektywnych. *JAMA,* 2010, roc.303, **c.** 11, s. 1077-83.

45. LIANG, P.S., TING-YI-CHEN, GIOVANNUCI, E. Palenie papierosów oraz zapadalność i śmiertelność na raka jelita grubego : przegląd systematyczny i meta-analiza. *International Journal of Cancer*, 2009, roc.124, **c.** 10, s. 2406-2415.

46. LIGA PROTI RAKOVINE BRÜNNEN [cyt. 25.3. 2010]. Dostępny na stronie internetowej: http://www.onko.cz

47. LUKAS, K. - ZAK, A.a kol. *Gastroenterologia i Hepatologia: Ucebnice*. Praha: Grada, 2007. 380 s. JESTBN 978-80-247-1787-6

48. MACLEAN, CH. et al Eggects of omega-3 fatty acids on carcer risk - A systematic review. *Jama-Journal of the American Medical Association*, 2006, ok. 295, **c.** 4, str. 403-15.

49. MARQUES-VIDAL, P. at al. Food and colon cancer risk : An overview. *Clinical Nutrition*, 2006, Roc.25, **c.** 1, str. 14-36.

50. MILLEN, A.E. et al. Fruit and vegetable consumption and prevalence of colorectal adenoma in a cancer screening study(1-3). *American Journal of Clinical Nutritior*, 2007, rok 86, ok. 6, s. 1754-1764.

51. MIZOUE, T. et al. Spożycie alkoholu i ryzyko raka jelita grubego: ocena oparta na systematycznym przeglądzie dowodów epidemiologicznych w populacji japońskiej. *Japanese Journal of Clinical Oncology*, 2006, roc.36, **c.** 9, s. 582-597.

52. MOGHADDAM, A.A. et al. Ryzyko adipozycyjności w raku jelita grubego: meta-analiza 31 badań z 70 000 zdarzeń *Cancer Epidemiology Biomarkers & Preventior*, 2007, Rok.16, c.12, **s.** 2533- **2547**.

53. MOSKAL, A. et al. Spożycie alkoholu i rak jelita grubego: metaanaliza efektów dawkowania opublikowanych badań kohortowych. *International Journal of Cancer*, 2006, roc.120, **c.** 3, s. 664-671.

54. NELMS M. - POSZUKIWACZ K. - DŁUGI S. *Terapia żywieniowa i patofizjologia*. [S. l.]: Moc. 2007. 914 s. ISBN-13: 978-0-534-62154-4

55. NEVORAL, J. Probiotics a jejich vyuziti v praxi. *Postgradualnimedicina*, 2009, s.14.

56. NOMURA, A.M.Y. et al. Association of vegetable, fruit, and grain intakes with colorectal cancer: the Multiethnic Cohort Study (NOMURA, A.M.Y. et al.) *Amerikanische Zeitschrift für klinische Ernährung*, 2008, roc.88, **c.** 3, s.730-737.

57. PARK, Y. et al. Dietary fiber intake and risk of colorectal cancer - A pooled analysis of prospective cohort studies. *Jama Journal of the American Medical Association*, 2005, ok. 294, **c.** 22, str. 2849-2857.

58. PISCHON, T. et al. Wysokość i ryzyko wystąpienia raka jelita grubego i odbytnicy w Europejskim Prospektywnym Badaniu Raka i Żywienia (European Prospective Investigation of Cancer and Nutrition - EPIC). *Journal of the National Cancer Institute*, 2006, ok. 93, ok. 13, s. 920-931.

59. PREVENCE NEMOCI A PODPORA ZDRAVL Phony rakoviny [cytuję 8.12.2009] Dostępny naWorldWideWeb :

http://www.cba.muni.cz/prevencenemoci/modules.php?name=Content&pa=showpage&pid=4

60. Probiotyki [cyt. 25.3.   2010]. Dostępny w sieci World Wide Web: http://www.agronavigator.cz/az/index.htm

61. PROGRAM PREWENCJI RAKOVINY TLUSTÉHO STREVA A KONECNIKU. [cyt. 8.2.2010] Dostępne na stronie internetowej: http://www.prevencerakoviny.cz.

62. QASIM, A.- O'MORAIN, C. Podstawowa profilaktyka raka jelita grubego: Czy jesteśmy bliżej rzeczywistości? *European Journal of Gastroenterology & Hepatology, 2010, roc*.22, c.1, s. **9-17**.

63. RAFTER, J. et al. Synbiotyki dietetyczne zmniejszają czynniki ryzyka raka u pacjentów z polipektomią i rakiem jelita grubego. *Na J Clin Nutr*. 2007, roc.85, **c**. 2, str. 488-496.

64. RIBOLI E. - LAMBERT R. *Odżywianie i styl życia : sposoby zapobiegania rakowi*. Lyon : International Agency for Research on Cancer (Międzynarodowa Agencja Badań nad Rakiem), 2002. 561 s. JESTBN 92-832-2156-7

65. ROSTOM, A. et al Niesteroidowe leki przeciwzapalne i inhibitory cyklooksygenazy-2 do podstawowej profilaktyki raka jelita grubego: Przegląd systematyczny przygotowany dla amerykańskiej grupy zadaniowej ds. profilaktyki. *Annals of Onternal Medicine,* 2007, roc.146, **c**. 5, s. 376-389.

66. ROSWALL, N. et al. Micronutrient intake and risk of colon and rectal cancer in a Danish cohort. *Epidemiologia nowotworowa,* 2010, Roc.34, **ok.** 1, s. 40-46.

67. SAMAD, A.K.A. et al. Meta-analiza zależności między aktywnością fizyczną a zmniejszonym ryzykiem wystąpienia raka jelita grubego. *Choroba jelita grubego,* 2005, ok. 7, **c**. 3, str. 204-213.

68. SANTARELLI, R.L. et al. Przetworzone mięso i rak jelita grubego :ein Überblick über die epidemiologischen und experimentellen Beweise. *Nutrition and cancer-an international journal,* 2008, roc.60, **c**. 2, s.131-144.

69. BADANIE PRZESIEWOWE KOLOREKTALNIHO KARCINOMU. *Rak jelita grubego*. [cyt. 14.3.2009] Dostępne na stronie internetowej: http://www.kolorektum.cz.

70. SPICAK, J. et al. *Novinky v gastroenterologii a hepatologii*. Praga: Grada, 2008. 421 s. JESTBN 978-80-247-1783-8

71. ZHVIGLEROVA, Yu. - SLAVIKOVA, Yu. *Fyziologie gastrointestinalniho traktu*. Praha : Carolinum, 2008. 110 s. JESTBN 978-80-246-1526-4

72. THIRABUNYANON, M. et al. Potencjał probiotyczny bakterii kwasu mlekowego wyizolowanych ze sfermentowanych przetworów mlecznych na antyproliferację komórek raka jelita grubego. *Biotechnol Lett,* 2009, roc.31, **c**. 4, s. 571-576.

73. TROJAN, S. a kol. *Lékarska fiziologie*. Praha: Grada, 2003. 772 s. JESTBN 80-247-0512-5

74. TUNGLIA, B.C.- MEYER, D. Niestrawne oligo- i polisacharydy (błonnik pokarmowy): ich fizjologia i

rola w zdrowiu i żywieniu człowieka *Kompleksowe przeglądy w dziedzinie nauki o żywności i bezpieczeństwa żywności*, 2002, ROC.3, s. 90-109.

75. ÚSTAV PATOLOGICKÉ FYZIOLOGIE LF MU. Patofyziologie traviciho systému II, Brno, unor 2010   [cit.1.3.   2010] Dostępne na stronie internetowej http://www.med.muni.cz/patfyz/patfyzc.html

76. VELISEK, J. Chemie potravin 1st Tabor: OSSIS, 1999, 332 s

77. VINIKOOR, L.C. et al. Associations Between Trans Fatty Acid Consumption and Colon Cancer Among Whites and African Americans in the North Carolina Colon Cancer Study I. *Nutrition and cancer-an international journal*, 2009, roc.61, c. 4, s.427-436.

78. VINIKOOR, L.C. et al. Associations between the consumption of trans fatty acids and colon cancer in white and African Americans in the North Carolina Colon Cancer Study II. *Cancer Causes and Control*, 2010, Rok.21, c.1, s. 171-180.

79. VYZULA, R. - ZALOUDIK, J. a kol. *Rakovina tlustého střeva a konecmku : vybrané kapitoly*. Praga: Maxdorf, 2007. 287 s., ISBN 978-80-7345-140-0

80. WAKAI, K. et al. Błonnik pokarmowy i ryzyko wystąpienia raka jelita grubego w Japońskim Collaborative Cohort Study. *Biomarkery i profilaktyka w epidemiologii nowotworów*, 2007, roc.16, c.4, s. 668-675.

81. YIN, L. et al Meta-analiza: Badania podłużne dotyczące witaminy D w surowicy i ryzyka raka jelita grubego. *Alimenatry Pharmacology* & Therapeutics, *2009, ROC.*30, c.2, s. 113-125.

82. ZBORIL, V. a kol. *Mikroflóra traviciho traktu : klinické souvislosti*. Praha : Grada, 2005. 156 s. JESTBN 80-247-0584-2

83. ZALOUDIK, J. *Vyhněte se rakovině aneb prevence zhoubných nadorů pro kazdého* Praha : Grada,   2008.   192s.   ISBN978-80-247-2307-5

10 Załącznik

I.   **Kwestionariusz**

Drodzy Państwo,
Zwracam się do Państwa z prośbą o wypełnienie krótkiego (10 min.) anonimowego kwestionariusza dotyczącego raka jelita grubego (rak jelita grubego i odbytnicy) w celu profilaktyki pierwotnej (czynniki ryzyka i ochrony wpływające na rozwój choroby) i wtórnej (wczesne wykrywanie raka). Jestem studentką Wydziału Medycznego w Brnie, a wyniki ankiety staną się praktyczną częścią mojej pracy.
Proszę wpisać swoje odpowiedzi w linijce kropkowanej lub wybrać możliwość, chyba że w ustawieniu zaznaczono inaczej.

Dziękujemy za chęć i czas na wypełnienie kwestionariusza.

Svatava Bishopova

Część 1

1. Płeć

   a) kobieta b) mężczyzna

2. Koleś : ....

3. Najwyższy poziom wykształcenia

   a) Edukacja podstawowa
   b) Szkolenie zawodowe
   c) Szkolnictwo średnie/kolegium (UK)
   d) wyższe wykształcenie zawodowe
   e) Szkolnictwo wyższe

Część 2

4. Czy wiesz, który z tych czynników może być czynnikiem ryzyka dla rozwoju raka jelita grubego? Możliwe jest zawężenie dalszych odpowiedzi.

   a) Palenie (cygaretki, cygaro, woda f) Nadwaga, otyłość
   Gwizdek)
   b) alkoholg   ) Spożycie czerwonego mięsa (wieprzowina, wołowina, jagnięcina)

i przetworzone mięso

c) brak aktywności fizycznej   a) nadmierna ilość tłuszczu w diecie
d) niewystarczające spożycie owoców oraz (i) innych (pisać)................................
Warzywa
e) niedobór błonnika w dieciej   ) Nie wiem

5. Czy wiesz, który z tych czynników może przeciwdziałać rozwcjowi raka jelita grubego? Możliwe jest zawężenie dalszych odpowiedzi.

a) regularna aktywność fizyczna   ) Probiotyki
b) Spożycie owoców i warzyw g) Kwas foliowy
c) odpowiednia masa ciała   ) inne (pisać)..................................
d) wystarczająco dużo błonnika w diecie   ) Nie wiem
e) Witamina D a Wapń

6. Czy kiedykolwiek słyszałeś o badaniu na krew okultystyczną w stolcu (ślady krwi w stolcu)?

a) jabłko   ) nie   ) nie wiem

7. Czy wiesz, który lekarz może zaoferować ci ten test?

a)   Lekarz praktyki ogólnej
b)   Ginekolog
c)   Specjalista
d)   Nie wiem.

8. Czy wiesz, w jakim wieku, jeśli nie masz żadnych problemów, czy wskazane jest regularne rozpoczynanie tego testu w celach profilaktycznych?

a)   tak
b)   Nie, nie wiem.
Jeśli odpowiedź brzmi "tak", proszę podać wiek, w którym chciałbyś rozpocząć regularne badania:

9. Czy przeszedł(a) Pan(i) lub chciał(a) poddać się kolonoskopii (badanie odbytu i okrężnicy)?

a)   tak
b)   nie
c)   Nie wiem.

10. Czy uważasz, że profilaktyka (zasady zdrowego stylu życia, regularne badania kontrolne...) działa w przypadku raka jelita grubego?

a)   tak, ma
b)   Nie, nie zrobiła tego.
c)   Nie wiem.

50

Rak jelita grubego i jego profilaktyka

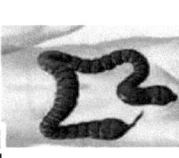

Nowotwór złośliwy jelita grubego i odbytnicy, znany w terminologii medycznej jako rak jelita grubego, jest chorobą, która co roku odkrywa się u 7900-8100 osób w Republice Czeskiej. Niestety, połowa z tych osób umiera na nowotwory, ponieważ są one diagnozowane w bardziej zaawansowanych stadiach i nie jest możliwe zapewnienie w pełni skutecznego leczenia.

Objawy: nieprzyjemne uczucie w brzuchu, nadmierne wzdęcia, nieokreślony ucisk w brzuchu, ból i skurcze, zmiana rytmu nawyków jelitowych, biegunka, zaparcia, uczucie niepełnej ewakuacji, nudności, stolce, krwawe stolce, utrata wagi, anoreksja, osłabienie większej utraty krwi, **czynniki zwiększające zmeczenie**

- nieuniknione: wiek (powyżej 50 lat), zachorowalność na raka w rodzinie, przewlekłe choroby jelitowe
- Możliwe do uniknięcia: nawyki żywieniowe, styl życia

Prewencja

- pierwotny : wpływa na przyczyny

  choroba bezpośrednio

- wtórne : zajmuje się wczesnym wykrywaniem

  zmiany patologiczne w jelicie

Więcej informacji można znaleźć pod

www.kolorektum.cz
www.prevencerakoviny.cz
www.linkos.cz
www.mou.cz
www.onko.cz
www.prevencenadoru.cz

Etapy rozwoju raka jelita grubego

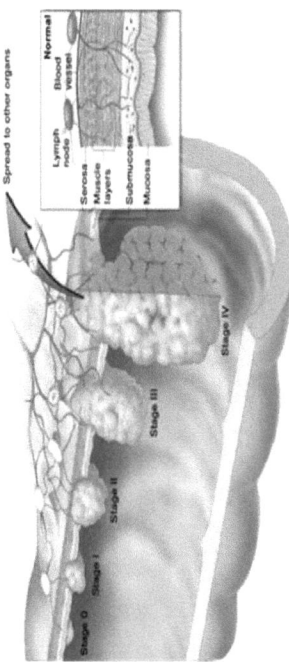

Prewencja

Główny

Nie pal.

Ograniczyć spożycie alkoholu.

Utrzymanie optymalnej masy ciała.
(BMI poniżej 25)

Obliczyć swój BMI:

Masa ciała (w kg) / wysokość (w metrach)^2

(Na przykład: BMI = 69 /1,732 = 23) Zmniejszenie spożycia pieczeni, wędzonego, grillowanego mięsa czerwonego i kiełbasy

Wykonują regularne ćwiczenia fizyczne.

Włączyć owoce i warzywa do swojej diety (5 porcji dziennie).

Włączaj do swojej diety żywność bogatą w wapń (mleko i produkty mleczne, brokuły, kalahor, kapusta, itp.).

Pamiętaj, żeby wziąć wystarczająco dużo witaminy D. Spożywanie produktów wzmocnionych probiotykami

(yogurt, kefir, ...).

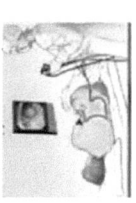

Szkolnictwo średnie

Osoby z objawami

- niezwłocznie skontaktować się z lekarzem

Ludzie bez objawów

- Jeżeli pacjentka ma od 50 do 54 lat, powinna raz w roku wykonywać okultystyczne badanie krwi. Badanie kału jest dostępne u lekarza ogólnego lub ginekologa.

- Jeśli masz 55 lat lub więcej, możesz albo kontynuować regularne badania krwi okultystycznej w stolcu (zalecane co dwa lata), albo zdecydować się na pierwotną kolonoskopię przesiewową, która jest wystarczająca do wykonania co dziesięć lat.

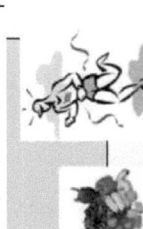

Nie należy lekceważyć roli zapobiegania!

Źródło zdjęć użytych w broszurze:

1.   Colon. [cit.3.5   .2010] Dostępne w Internecie
http://www.google.cz/imgres?imgurl=http://www.korunka.gns.cz/zaci/malcova/tluste-strevo-detail-v- tele-
28.jpg&imgrefurl=http://www.korunka.gns.cz/zaci/malcova/malcova travici soustava.html&usg= g
Qd6Q-z9u88jV03EpWQRZIZ-
6dI=&h=230&w=230&sz=9&hl=cs&start=33&zoom=1&tbnid=st8RPJD2Qt9wyM:&tbnh=117&tbnw
=117&prev=/images%3Fq%3Dtlust%25C3%25A9%2Bst%25C5%2599evo%26um%3D1%26hl%3Dc
s%26sa%3DN%26biw%3D1003%26bih%3D539%26tbs%3Disch:10%2C876&um=1&itbs=1&iact=hc &
vpx=618&vpy=260&dur=5406&hovh= 184&hovw= 184&tx= 107&ty=208&ei=ymQKTbK5MoPFsw
aSpKXsDg&oei=vWQKTanJCZSx8QPv9qH-
DQ&esq=3&page=3&ndsp=16&ved=1t:429,r:14,s:33&biw=1003&bih=539

2.   Etapy CRC. [cit.3.5   .2010] Dostępne w Internecie
http://www.google.cz/imgres?imgurl=http://www.stefajir.cz/files/N%C3%A1dorTlustSt%C5%99eva.j
pg&imgrefurl=http://www.stefajir.cz/%3Fq%3Drakovina-tlusteho-
streva&usg= 0hsnK Rn5difnbzO9MCnEWRBnpU=&h=312&w=460&sz=37&hl=cs&start=0&zoom =1 &
tbnid=86m0oAyiEF5a9M:& tbnh= 113&tbnw= 167&prev=/images%3Fq%3Dtlust%25C3 %25A9%
2Bst%25C5%2599evo%26um%3D1%26hl%3Dcs%26sa%3DN%26biw%3D1003%26bih%3D539%2
6tbs%3Disch:1&um=1&itbs=1&iact=rc&dur=875&ei=6GUKTcCKNcvtsgb78eWrCg&oei=vWQKTa
nJCZSx8QPv9qH-DQ&esq=6&page=1&ndsp=15&ved=1t:429,r:13,s:0&tx=70&ty=85

3.   Kolonoskopia. [cit.3.5   .2010] Dostępne w Internecie
http://www.google.cz/imgres?imgurl=http://www.nemji.cz/VismoOnline ActionScripts/Image.aspx%3 Fid
org%3D427000%26id obrazky%3D3368&imgrefurl=http://www.nemji.cz/vysetreni-v- proktologii/d-
1345/p1%3D1346&usg= tOArolD g 1 WEhG0dQqHBf3NficR4=&h=421 &w=700&sz=46&hl=cs&sta
rt=0&zoom= 1 & tbnid=X1q3SLC7UL8JFM:& tbnh=94&tbnw= 157 & prev=/images%3Fq %3Dkolonosko
pie%26um%3D1%26hl%3Dcs%26biw%3D1003%26bih%3D539%26tbs%3Disch:1&um=1&itbs=1&i
act=hc&vpx= 100&vpy=243&dur=1516&hovh= 174&hovw=290&tx= 116&ty= 104&ei=YWYKTYP2E
cnA8QPmz90W&oei=YWYKTYP2EcnA8QPmz90W&esq=1&page=1&ndsp=15&ved=1t:429,r:5,s:0

4.   Alkohol. [cit.3.5   .2010] Dostępne w Internecie
http://www.google.cz/imgres?imgurl=http://www.24hod.sk/obrazky clankov/20071016T144938%2B0
100x/88149.jpg&imgrefurl=http://www.24hod.sk/v-starom-meste-bratislava-zakaz-alkoholu-na-
verejnosti-cl41493.html&usg= mgYENV49GS25rEDPcDSGilHx-
0w=&h=200&w=200&sz=8&hl=cs&start=0&zoom=1&tbnid=Alx tnSB58vvoM:& tbnh=122&tbnw=1
22&prev=/images%3Fq%3Dz%25C3%25A1kaz%2Balkoholu%26um%3D1%26hl%3Dcs%26biw%3
D1003%26bih%3D539%26tbs%3Disch:1&um=1&itbs=1&iact=rc&dur=797&ei= 2YKTYvGMsms8g
OYuPEJ&oei= 2YKTYvGMsms8gOYuPEJ&esq=1&page=1&ndsp=17&ved=1t:429,r:2,s:0&tx=36&t y=88

5.   Palenie. [cit.3.5   .2010] Dostępne w Internecie
http://www.google.cz/imgres?imgurl=http://ples2009.maestroclub.cz/image/zakaz-

koureni.png&imgrefurl=http://ples2009.maestroclub.cz/info.html&usg= dUJOMbxUaiy8VuA1YSuG
r3JWH8A=&h=100&w=100&sz=8&hl=cs&start=0& zoom=1&tbnid=KpSrcX57L2zR8M:&tbnh=80&
tbnw=80&prev=/images%3Fq%3Dz%25C3%25A1kaz%2Bkou%25C5%2599en%25C3%25AD%26u
m%3D1%26hl%3Dcs%26biw%3D1003%26bih%3D539%26tbs%3Disch:1&um=1&itbs=1&iact=rc&
dur=234&ei=PWcKTcbfH8ib8QOumeEN&oei=PWcKTcbfH8ib8QOumeEN&esq=1&page=1&ndsp=
16&ved=1t:429,r:14,s:0&tx=41&ty=39

6.   Owoce i warzywa. [cit.3.5   .2010] Dostępne w Internecie
http://www.google.cz/imgres?imgurl=http://healnh.org/YYFH/FocdNutri/NutriYou/blogphotos/VegFr
uits.jpg&imgrefurl=http://healnh.org/YYFH/FoodNutri/NutriYou/vegetables/2009/04/&usg= listr0U
yvPlxlZ6ieE8kvGJ1v7A=&h=423&w=900&sz=248&hl=cs&start=15&zoom=1&tbnid=BEGL6y0QsK
0TFM:&tbnh=72&tbnw=153&prev=/images%3Fq%3Dovoce%2Ea%2Bzelenina%26um%3D1%26hl
%3Dcs%26biw%3D1003%26bih%3D539%26tbs%3Disch:1&um=1&itbs=1&iact=rc&dur=906&ei=w
WcKTbaPKI3usgaUwp2vCg&oei=pmcKTdvxOcKX8QOc4IUP&esq=2&page=2&ndsp=16&ved=1t:4
29,r:15,s:15&tx=60&ty=39

7.   Aktywność fizyczna. [cit.3.5   .2010] Dostępne w Internecie
http://www.google.cz/imgres?imgurl=http://insideweightloss.info/blog/wp-
Inhalt/Uploads/2008/02/joggingman.jpg&imgrefurl=http://www.insideweightloss.info/blog/weight-
loss-tips-%25E2%2580%2593-be-in-physical-activity/& usg= 8X27sUc4LjEwt75kiIG-
au4Do98=&h=350&w=298&sz=24&hl=cs&start=0&zoom=1&tbnid=TVST 0FVuS4n0M:& tbnh=135
&tbnw=114&prev=/images%3Fq%3Dphysical%2Bactivity%26um%3D1%26hl%3Dcs%26biw%3D10
03%26bih%3D539%26tbs%3Disch:1&um=1&itbs=1&iact=rc&dur=812&ei= mkKTZjnI9LB8QP3 a gI&oei=
mkKTZjnI9LB8QP3 a gI&oei= mkKTZjnI9LB8QP3
agI&esq=1&page=1&ndsp=17&ved=1t:429,r:5,s:0&tx=61&ty=69

Treść

1 Wprowadzenie 1

2 Epidemiologia raka jelita grubego 2

3 Pułkownik 5

4 Rak jelita grubego 8

5 Fakty prewencji pierwotnej 15

6 Część praktyczna 30

7 Dyskusja 39

8 Wniosek 41

9 Bibliografia 42

10   Załącznik 48

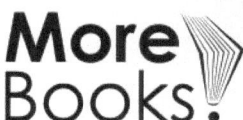
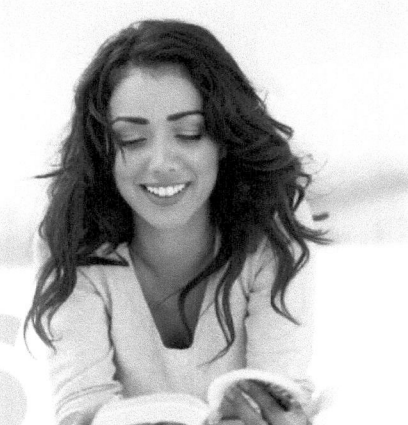

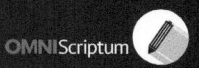

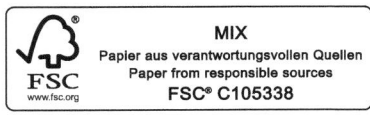
Printed by Books on Demand GmbH, Norderstedt / Germany